CARE

Good Care ,
Good Living

CARE
Good Care,
Good Living

CARE
Good Care ,
Good Living

care 37

32°C警戒，小心熱傷害、中暑

作　　者：朱柏齡
責任編輯：劉鈴慧
美術設計：何萍萍
封面設計：張士勇
插　　畫：小瓶仔
校　　對：陳佩伶
法律顧問：全理法律事務所董安丹律師
出 版 者：大塊文化出版股份有限公司
　　　　　臺北市10550南京東路四段25號11樓
　　　　　www.locuspublishing.com
讀者服務專線：0800-006689
TEL：(02) 87123898　FAX：(02) 87123897
郵撥帳號：18955675
戶　　名：大塊文化出版股份有限公司
版權所有　翻印必究

總 經 銷：大和書報圖書股份有限公司
地　　址：新北市新莊區五股工業區五工五路2號
　　　　　TEL：(02) 89902588 (代表號)　FAX：(02) 22901658
製　　版：瑞豐實業股份有限公司
初版一刷：2015 年 5 月
定　　價：新台幣 300 元
ISBN：978-986-213-601-0
Printed in Taiwan

CARE

Good Care ,
Good Living

CARE

Good Care ,
Good Living

32℃警戒．小心熱傷害、中暑

作者：朱柏齡

目錄

第一章：人是恆溫的動物

序

熱傷害預防及初步處理
應成爲全民生活常識

張德明 / 臺北榮民總醫院院長

　　由於地球暖化，全球氣溫逐年上升，每年夏季熱浪來襲時，國際新聞報導常見不幸因中暑死亡之案例，臺灣每年夏天氣溫常在攝氏 30℃以上，相對濕度常在 80％以上，屬於高危險熱傷害之環境。這些熱傷害病人輕度者經適度降溫，休息及補充水分，多可迅速恢復，少數重度熱傷害進行至中暑者，其死亡率則極高。

　　軍中因任務特殊，在任何季節天候，都須進行體能及戰技訓練，劇烈運動本就極易產熱，若在夏天操練更易造成熱傷害，本人擔任國防部軍醫局局長期間，每年春末夏初，都會一再頒布國軍中暑防治處理作業要點，勤做巡迴演講及操練，並與東南亞國家交換心得和實務，因此得讓官兵熱傷害逐年下降。

　　偶有輕重程度不等之熱傷害案例，也因及時發現、及

早降溫、及早後送，而將傷害減至最低。事實上，不只軍方，夏天當熱浪來襲時，民間之戶外工作者、運動員及中暑的高危險群，亦偶有因中暑不幸死亡的案例。唯由新聞媒體報導的中暑案例中發現：

一般民眾對熱傷害的預防及初步處理常識相當不足，導致自己、親人或朋友，已有熱傷害卻並未察覺，更遑論現場未立即先做降溫處置，因而導致發生中暑及嚴重併發症的憾事。

三軍總醫院中暑防治中心，有治療及預防中暑多年的經驗，而一直以來，中心主任朱柏齡教授就是講座層級的關鍵人物。欣聞朱教授撰寫《32℃警戒，小心熱傷害、中暑》一書，全書共分五章，第一章說明人體如何透過下視丘保持體溫的恆定，體熱的來源及如何散熱。第二章說明輕度熱傷害的症狀及處理。第三章描述重度熱傷害中暑的診斷及標準作業流程。第四章介紹中暑的併發症。第五章介紹熱傷害之危險因子及預防。相信該書必為一般民眾，乃至醫療從業人員了解熱傷害、預防熱傷害及治療熱傷害

極佳之參考書籍。

　　朱教授治學嚴謹，不輕立言，感於民眾需要，費心撰寫，其情可感，有幸拜讀，特為之序。

儘早正確診斷及時救治 攸關中暑病人預後

吳怡昌 / 國防部軍醫局
空軍中將局長

由於照護對象的差異，民間臨床醫師的養成，較側重於一般性疾病的處置訓練，但國軍醫療體系所培育的醫師除一般常見的疾病治療外，尚須專精於特殊軍事作業環境下，好發或特異疾病的防範與治療，中暑等熱傷害即為顯例之一。

回顧國內外的軍事醫療發展史，吾人發現遠在 1861 至 1865 年，美國內戰期間即已發生多起的士兵中暑案例，其後的第一次和第二次世界大戰，以及著名的越戰期間，熱傷害始終不斷地困擾著參戰部隊的官兵及軍醫官。由於我國臺灣本島地處亞熱帶，經常出現高溫高濕度的天候，國軍部隊於執行嚴格的戰演訓或高負荷的救災任務時，人員往往暴露於熱傷害的風險中。因此，中暑等熱傷害預防暨治療作業，乃是國軍衛生勤務與軍陣醫學的重點

項目之一。

　　數十年來，國軍醫療體系對於中暑等熱傷害防治，已累積豐富的專業知識及寶貴的實戰經驗，對於國軍官兵及社會大眾的熱傷害防治作業，更扮演著關鍵性的角色。今三軍總醫院熱傷害防治中心朱柏齡教授，編撰《32℃警戒，小心熱傷害、中暑》乙書，邀余為序；余才疏學淺，但鑑於此書對國內中暑等熱傷害防治作業之推廣，實有莫大助益，故乃勉力為之。大眾對於中暑或其他類型熱傷害的發生，首先經常出現的疑問是：「為什麼會發生中暑？」這是一項根本性的問題，因為一旦了解熱傷害的肇因及其致病機轉，我們就可以採取適當預防措施，以降低其發生機率。

　　本書第一章，就開宗明義地闡述：人體可視為一部精密的恆溫調控機器，只有在特定異常天候環境或生理狀況下，人體才會出現溫控失調或甚至熱傷害的病情。

　　萬一個體出現熱傷害徵兆，往往因其臨床症狀會隨嚴重度的不同而呈現極大的差異，除非醫師對熱傷害已具備基本醫學知識，並保持診斷的警覺性，否則急診醫師也可

能發生誤診之事。

　　爲便於鑑別診斷與治療，朱柏齡教授在第二章及第三章中，分節說明中暑等熱傷害的類型及其臨床表徵，並且提供標準的急救處置流程等資訊，對於部隊新進醫療及衛勤人員而言，深具實用價值。中暑是屬於嚴重型的熱傷害，它對處於酷熱環境下執行勤務的官兵或民眾而言，尤其是穿著全副武裝或透氣性較差的工作服時，具有顯著的威脅性。值得注意的是——

　　中暑個案的初期表徵，可能僅呈現體溫過熱及神智不清，但若未獲得及時診斷與適當處置，其病況將逐漸惡化而出現凝血功能異常，以及肝、腎、心、肺等重要器官衰竭的嚴重併發症狀。因此，醫療團隊是否能盡早正確診斷、及時適切急救，終將決定個案的治療成效及其預後。

　　本書第四章概述中暑可能誘生的各類併發症，這對一般醫師在臨床上治療病患時，極具參考運用之便利性與時效性。俗話說：「預防重於治療。」中暑等熱傷害防治的

核心作業也是在於預防。假設個案本質上，是屬於罹患熱傷害的高風險族群，若又暴露於高溫濕度的環境，或執行高體能負荷的勤務，或穿著悶熱不通氣的服裝，或服用影響排汗的藥物時，發生熱傷害的機率就相對遽增。

　　朱柏齡教授在本書最後一章中，採用作業風險管理的模式，與讀者分享如何辨識熱傷害的高危險因子、如何避免渠等危險因子的侵害，以及如何落實預防措施。其目的似乎在於凸顯熱傷害防治作業應著重於預防作為，藉由認識危因、辨識危因、防避危因，以期大幅降低熱傷害的發生機率。

　　朱柏齡教授行醫濟世迄今已逾 30 年，他是國內腎臟科醫學界的名醫，也是臺灣及美國腎臟醫學會的資深會員，專業知識淵博，為人謙善敦厚，更具造福大眾的仁愛情操，可謂術德兼備之醫學家。本書共分五章，朱教授運用簡明扼要的文詞、清晰的論述理則、易於比對和記憶的流程圖表，以闡明深奧難解的專業醫學，相信無論是醫學專業人員或一般大眾，閱讀本書後，對於中暑等熱傷害的預防與治療將會有更清楚的理解。

　　這是一本值得民眾擁有的「自我防護」醫學書籍，也是一般開業醫師，處理熱傷害急診病患的好工具，更是急診室醫療團隊，所應必備的專業參考書籍。

　　余樂為之序！

中暑
是需要送加護病房治療的

陳鴻鈞 / 臺灣腎臟醫學會理事長
高雄醫學大學內科主任

　　臺灣地處亞熱帶，夏季氣溫通常極高，雖然各界對於預防中暑均有基本觀念，但大多也僅止於預防性的鼓勵多喝水，對於相關危險因子等的了解，仍極缺乏，也因此仍時有中暑病例發生，也由於病例相對較少，大部分醫師對此種疾病的治療仍缺乏經驗。

　　中暑就是較為嚴重的熱傷害，可以引起很嚴重的併發症，當然較常見的是急性腎損傷；事實上中暑的病人大多需要住到加護病房照顧，而且若沒有早期診斷早期治療，死亡的情況是會發生的，因此對於中暑相關知識的了解是非常重要的。

　　朱柏齡教授學有專長，有機會長期接觸中暑病患，對該疾病相關的機轉及治療有深入研究，在繁忙的醫療工作之餘寫成此書，不但可嘉惠後輩，提供對於中暑的完整知

識，也能喚起社會大眾對於熱傷害的近一步認識，對我們
的社會眞是一大貢獻。

了解中暑，讓發生率減少死亡率趨於零

朱柏齡 / 自序

　　1983 年 8 月底，當時我是第二年實習醫學生，有天值班，晚上十點多急診室送進來一個中暑的軍人，肛溫高達攝氏 41℃，神智昏迷，合併急性腎衰竭、呼吸衰竭及橫紋肌溶解症，雖經降溫及加護病房的急救，兩天後仍因多重器官衰竭不幸死亡。

　　該名軍人為家中獨子，7 月剛考上大學，8 月底至成功嶺接受入伍訓，在高三時因努力準備大學聯考，整年缺乏運動，夏天都待在冷氣房，很少在戶外活動，體重從 80 公斤增加到 85 公斤。台中成功嶺在 8 月份時還相當熱，白天氣溫常在 32℃以上，相對濕度常在 80%以上，入伍後所有士兵都接受嚴格的體能操練，做野外訓練時只能攜帶一壺水，有時因大量流汗卻無足夠飲水可補充。在入伍第五天，這位軍人的同袍就發現他體力變差，跑步時

明顯跟不上，用餐時也發現他食慾不振，在第七天下午五點左右跑步時突然暈倒，立刻被送至醫務所，當時呈現發燒及四肢抽搐情形，隨後被轉送至地區醫院接受靜脈輸液、退燒藥治療、血液及影像檢查，但因病人持續高燒，且狀況持續惡化，血壓降低、呼吸衰竭需要插管治療、神智仍持續昏迷，因此轉送至三總，經積極治療後仍不幸死亡。

　　類似這樣不幸的病例是可以避免的，包括注意天氣因素、調整訓練方式、注意水分的補充、中暑高危險群的掌握、及時有效的降溫與適當的治療等，都可讓中暑的發生率降低；即便中暑，透過及時有效的處置，是可成功的將病人治癒，使他恢復健康的。

　　接下來的數年，每年都有十幾例軍人因中暑而住入三總，有少數不幸過世，這些人過去健康狀況都算良好，且都是二十歲左右的年輕人，未來有美好前程，卻因可預防的中暑而死亡，實在是家庭及國家的損失。

　　有鑑於中暑死亡案例不但影響軍力，有時還會造成軍

民糾紛，民國 81 年，國防部軍醫局推派我的恩師謝善德醫師，他當時擔任三軍總醫院腎臟科主任，專程到成功嶺入伍訓練中心，每天觀察官兵作息，了解環境及操練情形，提出防治中暑的建議。包括新兵的熱適應時程、不同熱指數時的操課注意事項、飲水原則、高危險人員的注意及管制、熱衰竭及中暑的症狀及初步處置原則等。

　　當時成功嶺訓練中心指揮官，立即根據這些建議對環境及訓練做調整，並邀請謝善德主任在對每梯次的入伍新兵做中暑防治宣導演講。自從實施中暑防治措施之後，隔年成功嶺訓練中心中暑案例大為降低，即使仍有少數中暑案例，也因個人及同袍間的警覺，及早發現、迅速處理，都能將病人成功治癒。

　　由於成功嶺訓練中心防治中暑策略成功，此防治措施後來逐步實施至國軍所有單位，國防部軍醫局頒布「中暑防治作業要點」通令所有單位據以實施，從此三軍總醫院腎臟科每年 3、4 月間會舉辦中暑防治講習，參加者為各軍種的醫護相關人員、帶領部隊操練的軍士官，分批接受講習後，回原單位成為種子教師舉辦中暑防治講習。鑑於中暑對軍方及民眾的重要性，三軍總醫院並於 2010 年成

立中暑防治中心，建立預防及治療中暑的標準作業流程、加強對軍人及民眾的中暑防治教育訓練，並從事中暑相關的研發。至今二十年來，國軍積極推展中暑防治政策，軍中中暑發生率明顯減少，死亡率趨近於零。也在此感謝臺北榮民總醫院張德明院長、國防部軍醫局局長吳怡昌中將，及腎臟醫學會理事長陳鴻鈞教授對本書的熱情推薦，並感謝各級長官，對中暑防治中心成立以來的支持。

民間舉辦馬拉松路跑時，中暑也常發生

2011 年 5 月，一位 35 歲男性上班族，參加內湖地區 10 公里馬拉松路跑時昏倒，被送到三總急診室，當時神智昏迷，肛溫為攝氏 40.5℃，併發急性腎衰竭、呼吸衰竭及腦病變，經緊急處置後轉送加護病房，接受急重症及洗腎治療，3 天後才脫離險境，一週後出院。

這位病人經常參加 40 公里馬拉松路跑，此次參加路跑當天氣溫為 34℃，相對濕度 80％，參加路跑前因公事繁忙連續熬夜加班數日，且當日水分攝取較少，所以雖然他平常體能極佳，仍在這次馬拉松路跑中暑昏倒。2013 年 7 月，軍中發生一件體能操練導致中暑死亡案例，引起

政府及民間波濤洶湧的重視，期間媒體不斷報導及討論，在閱聽這些報導內容時，我深感大家對中暑防治認知的不足。

2014 年 6 月，大塊文化出版公司主編劉鈴慧小姐邀我書寫一本談中暑防治的相關書籍，有鑑於臺灣夏天溫度及濕度均高，屬中暑之高危險環境，中暑一旦發生可能產生相當嚴重的併發症甚至死亡！因此教育大家了解中暑的各種高危險因素、症狀，及防治之道，才是減少中暑發生率的不二法門。這七、八個月寫稿期間，感謝劉小姐規劃進度，並幫忙修飾文稿使其更順暢，也感謝出版團隊提供插畫、美術設計、校對等等，使這本書圖文並茂。

感謝愛妻，在我人生中，始終是我最大的精神支柱；但願本書，能帶給讀者朋友，享有更健康與美滿的生活。

第一章

人是恆溫的動物

　　在高熱、高體溫的狀況下，人體下視丘功能要正常，心肺功能要好，血液循環要好，且要有足夠的水分。因為當我們身體產生一大卡熱量時，大約需要 1.7cc 量的汗水才可以把這一大卡的熱量排除。

37±1℃的人體奧妙

　　人是恆溫的動物，不像蛇是冷血動物，冬天天冷時蛇的體溫會降得和周圍環境一樣低，夏天天氣熱時體溫會隨著升高。但人類不同，不管身處北極或非洲，一定要維持在 37℃加減 1℃的核心體溫。

　　若體溫太高時，可能會造成很多器官的傷害，但太低也不行。人類對環境低溫忍受度較好，即便是在冰天雪地氣溫比人的體溫低很多，只要穿夠衣服大部分人身體都沒問題；可是如果處在高溫環境下，像近年來臺灣的夏天，動輒 36℃，和體表溫度差不多，人體就已經受不了了，更不用說比體表溫度高 4℃之多的 40℃了。這也是為什麼科學家會研究，嘗試將得了不治之症的病人冰凍保存，等待日後找到解救之道，再設法解凍讓病人活過來接受治療。

當外在環境的溫度變高

氣溫達到 32℃或以上時，最容易因高熱和潮濕而中暑，導致我們體溫跟著一起升高，大腦下視丘的體溫中樞，會發出指令：

皮膚的血液循環要增加、心臟打出去的血液輸出量也要跟著增加，若是血液不足，體內的血液被迫要重新分配，使器官的血液循環減少，好讓皮膚的血液循環增加來協助排汗，才能把體內的熱帶出去。

可是當內臟血液不足時，人會呼吸急促、心跳加快；腦部一缺血就會頭暈、頭痛、臉色蒼白；而腸胃的血液不足時，就會出現噁心、嘔吐、吃不下等等的不舒服。

體溫調節中樞，腦幹中的「下視丘」

下視丘位於丘腦的下方，腦幹的上方，是體溫的調節中樞。當體溫超過 38℃血液就會變熱，當高溫的血液流到下視丘，下視丘有一個體溫調節中樞，會發出指令告訴

皮膚：「血管擴張，汗腺分泌！」透過皮膚汗腺的分泌後就能排熱，使體溫能回復正常。所以不管是劇烈運動，或是因外界環境溫度太高造成體溫上升，只要下視丘功能正常，皮膚血管能擴張、血液循環好，基本上散熱都不成問題。

下視丘示意圖

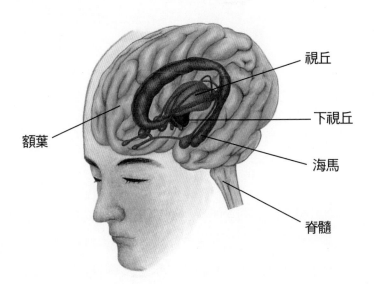

額葉

視丘

下視丘

海馬

脊髓

人體的體溫調整機制

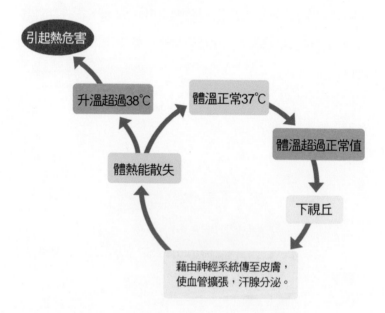

引起熱危害

升溫超過38℃

體溫正常37℃

體熱能散失

體溫超過正常值

下視丘

藉由神經系統傳至皮膚，使血管擴張，汗腺分泌。

　　若一個人的心肺功能不好，就無法有足夠的血液循環到皮膚，就不會流汗散熱，這就是為什麼中暑在年紀大、有慢性病的病人身上比較好發。而且當汗腺要分泌、要流汗時身體的水分一定要夠，如果很熱的當下又缺水的話，是不會有汗的。

　　當身體產生一大卡熱量，大約要 1.7cc 的汗水，才可以把這一大卡的熱量排除。通常一般活動會產生多少的熱量呢？以正常人來說，就算坐著不動，每小時的「基礎產熱率」，也就是來自身體的基本新陳代謝產熱，大約有 70 大卡。即便像上班族只是坐著工作，一小時自然就會產生 70 大卡的熱量，所以人必須一直在散熱。如果才剛曬過太陽，即使沒有活動，身體也有 150 大卡的熱量必須散熱。

運動所產生的熱能

　　當外界氣溫比人體溫高時，身體會在環境中吸熱，若吸進來的熱量不經由排汗去散熱，一直累積在體內，會致使體溫逐漸升高。因運動而產生的能量，只有小於 20% 轉化成機械能，機械能代表的是指運動所需的能量，剩下的能量，便需靠熱的形式來散發。

　　譬如說，很多朋友喜歡打籃球，一小時約產生 344 大卡的熱，照公式計算，一卡需要 1.7cc 的汗水來幫忙散熱，這樣至少要補充 500cc-600cc 的水分，若再加上曬了太陽，產熱更多，這也是為什麼經過劇烈運動或在大太陽

下運動後，一定需要補充大量的水分；因爲所產生的這些
熱量都要靠排流汗來排除。

特別是在運動過後

運動過後肌肉會收縮、醣會分解，產生大量的能量及
熱量，更需散熱來調節體溫。

為了要排熱、排汗，劇烈運動時皮膚的血液循環可能
會增加到平常的 10 倍以上；如果心肺功能不好的人，就
沒有辦法增加那麼多，因此他的排汗功能會比較差。

如果短時間補充的水量不是很大時，喝白開水即可；
如果排汗量很大，譬如說一小時排汗直逼 1,000cc，最好
要補充稍微含有鹽分的飲料。一般來講，飲水如果要加
鹽，1,000cc 加 1 公克的鹽即可。不建議喝甜味的飲料，
因爲喝了後糖分會增高，會更渴；要補充水分，室溫的白
開水最好，就算要添加葡萄糖或鹽分，也是少少量就好；
因爲我們排出來的汗就算有鹽分，也是少量的鹽分而已。

日常在做這些熟悉的活動時，所產生的熱量

- 打字：每一小時產熱 84 卡路里。

- 輕度裝配工作：每一小時產熱 108 卡路里。

- 每一小時步行 4 公里：產熱 340 卡路里。

- 游泳：每一小時產熱 660 卡路里。

- 打籃球：每一小時產熱 344 卡路里。

- 踢足球：每一小時產熱 102 卡路里。

- 5 公里賽跑：每一小時產熱 360 卡路里。

- 打曲棍球：每一小時產熱 173 卡路里。

- 角力：每一小時產熱 114 卡路里。

- 手工鋸木：每一小時產熱 450 卡路里。

- 鏟土：每一小時產熱 570 卡路里。

- 挑磚塊：每一小時產熱 216 卡路里。

- 推獨輪車：每一小時產熱 300 卡路里。

濕黑球溫度──
綜合環境溫濕度及輻射熱的熱指數

臨床上常用來測量環境熱負荷的工具，稱為「濕黑球溫度（web bulb globe temperature）」，又稱為「綜合溫度熱指數」。

這「濕黑球溫度」的熱指數，被美軍用來評估環境熱壓力，幫助指揮官來判斷部隊的訓練強度及飲水量；在民間，可作為讓運動員在接受訓練時，用來評估訓練量、休息時間及飲水量，當「濕黑球溫度」綜合環境熱指數極高時，甚至可取消訓練或運動賽事。在勞工單位，則被用來當作在高溫環境中作業，勞工們的分配作業及休息時間參考。例如身在鍋爐房、鋼鐵廠、金屬塊壓軋及鍛造、鑄造間處理熔融鋼鐵、或其他金屬相關高溫作業，另如處理搪瓷、玻璃、電石及熔爐高溫熔料等行業、或在蒸汽火車機房、輪船機房內操作、燒窯等高溫作業環境下，評估勞工朋友的工作量與休息時間參考。

濕黑球溫度計算公式：

（乾球溫度×0.1）＋（濕球溫度×0.7）＋（黑球溫度×0.2）

● 乾球溫度：為一般溫度計量到的溫度。

● 濕球溫度：代表相對濕度。

● 黑球溫度：代表輻射熱。

濕黑球溫度與危害程度表

濕黑球溫度	危害程度
＜18.3℃	低度熱傷害
18.3℃ - 22.8℃	中度危險
22.8℃ - 27.8℃	高度危險
＞27.8℃	極高度危險

使用濕黑球溫度計測量時，需離地一公尺高以上較準確，濕黑球溫度能將環境溫度、相對濕度及輻射熱整合成一綜合熱指數，是評估環境熱傷害危險性相當好的指標。

熱指數與工作或訓練的輕重

熱指數，指的是綜合環境溫度、濕度等數據，所計算

出來的綜合指數，可反映我們在不同氣溫濕度下的感受度舒適與否。譬如：

氣溫 35℃、濕度 60%時，「熱指數」計算方式為：
35℃＋（60%濕度 × 0.1）＝ 41℃
這指數 41℃，就是人體所實際感受的氣溫！

 ## 若以工作量輕重來分

休息時間和飲水量，需視個人的體格或有沒有曝曬在太陽下而不同，飲水量通常以每小時 250cc-1,000cc 左右為宜，再渴也不可以每小時喝超過 1,500cc，而且就算再熱再渴，一天的飲水量都不可超過 12,000cc。

特別是在烈日下從事勞動的朋友，請注意自己尿液的顏色，如果顏色過深，表示體內已缺水，請小心是否忙到疏忽了水分的補充。

勞工安全的「高氣溫勞工熱危害預防指引」

　　行政院勞委會勞工安全衛生研究所訂定的「高氣溫勞工熱危害預防指引」中，針對雇主對於未曾在高氣溫環境工作過的勞工，為增加他對熱的忍耐力，規劃熱適應時間至少 6 天，第一天作業安排為全部工作量的一半，而後逐日增加 10％工作量。對於雖然曾經熱適應過，但連續休假超過一星期，或是請病假 4 天以上，經醫師診斷可以復工的工人，還是要給予 4 天的熱適應期。

　　夏天時，雇主需隨時監測環境溫度的變化，氣溫若是飆高時須提供風扇、細水霧或其他技術，來降低工作環境的溫度；並提供適當陰涼休息處所，必要時也須增加休息時間，隨時注意勞工是有否任何不舒服反應；且原有工資不應因休息時間增加而減少。作業許可的話，至少二人一組一起作業，如果發生熱傷害的症狀時，可以相互照應。工作服方面應提供淺色、透氣、易排汗的服裝，當紫外線指數很高時，建議勞工朋友還是需穿長袖工作服來防曬。

輕度工作量的作息與水分補充

熱指數	工作／休息分鐘數	飲水量／每 1 小時
＜ 25	無限制	500cc
25-30	無限制	500cc
30-35	無限制	750cc
35-40	無限制	750cc
＞ 40	50 分鐘 /10 分鐘	1,000cc

例如在室內工作的上班族群，或是學生在操場參加朝會，都屬於輕度工作量。

部隊的輕度訓練，工作與休息時間、每 1 小時的飲水量，也是一樣。軍中的輕度訓練指的是裝備保養、射擊訓練、武器操練、參加慶典、一般路面行軍時速 4 公里，負重＜ 15 公斤。

中度工作的作息與水分補充

熱指數	工作／休息分鐘數	飲水量／每 1 小時
＜ 25	無限制	500cc
25-30	50 分鐘 /10 分鐘	750cc
30-35	40 分鐘 /20 分鐘	750cc
35-40	30 分鐘 /30 分鐘	750cc
＞ 40	20 分鐘 /40 分鐘	1,000cc

在室內工作的裝潢水電工、木工、油漆工……持續操作非激烈活動者，或在無負重狀況下，步行時速不超過 6 公里。

部隊的中度訓練如柔軟體操、單兵攻擊、匍匐前進、構築防禦工事、沙地無負重行軍時速 4 公里，或一般路面行軍時速 6 公里，負重＜ 20 公斤。

重度工作的作息與水分補充

在室外工作的建築工人、快遞、搬運工……或是雖在室內工作，但屬高溫環境的鍋爐間、鍛鑄間；或每小時在負重大於 10 公斤狀態下，步行時速超過 6 公里以上；或是激烈運動訓練、比賽等。

熱指數	工作／休息分鐘數	飲水量／每 1 小時
＜ 25	40 分鐘 /20 分鐘	750cc
25-30	30 分鐘 /30 分鐘	1,000cc
30-35	30 分鐘 /30 分鐘	1,000cc
35-40	20 分鐘 /40 分鐘	1,000cc
＞ 40	10 分鐘 /50 分鐘	1,000cc

部隊中的重度訓練，如野戰訓練、沙地負重行軍時速 4 公里，或一般路面行軍時速 6 公里，負重＞ 20 公斤，都算是屬於重度的訓練。

散熱途徑
傳導、對流、輻射、蒸發

　　根據國民健康署 2014 年統計，單就 5 月，因為熱衰竭、中暑送急診人次就有 177 人，比 2013 年同期增加一成；7 月 1 日到 8 月 20 日這段期間，因為中暑、熱衰竭急診就醫人次多達 1,106 人，和 2013 年同期的 857 人相比，增加了三成之多。不論是哪種熱傷害，熱衰竭、熱痙攣，甚至中暑，主要成因是處於熱環境下，體溫調節能力失衡所導致，取決因素一方面是高溫環境，另一方面則是個人身體的產熱及排熱功能。

　　會讓體溫升高的來源，主要來源有三：第一，外在環境太熱、好比夏天的熱浪來襲，大概都在 35℃上下。第二，運動，就算是在冰天雪地下劇烈運動，體溫也會升高，劇烈運動必然會產熱。第三，新陳代謝，因為新陳代謝的時候，體內醣分解也會產熱；譬如甲狀腺機能亢進

症，代謝率很快，體溫也容易升高。但有時是因為服用抑制排汗藥物，例如某些精神病用藥，個人會因特異體質，神經系統對藥物產生特殊的反應，也會產生高體溫，有時候會高達 40℃。

體內增熱了，當然就要散發出去，靠的是大家在讀國中時就曾學過的「傳導、對流、輻射、蒸發」這四種途徑，只是不知道大家還記得多少？

身體熱量散失的機轉

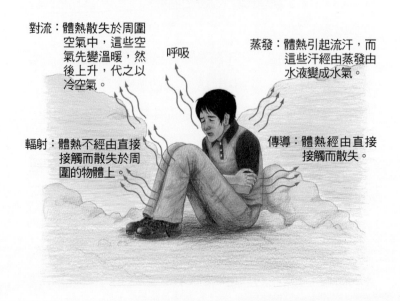

對流：體熱散失於周圍空氣中，這些空氣先變溫暖，然後上升，代之以冷空氣。

呼吸

蒸發：體熱引起流汗，而這些汗經由蒸發由水液變成水氣。

輻射：體熱不經由直接接觸而散失於周圍的物體上。

傳導：體熱經由直接接觸而散失。

透過「介質」或「固體」散熱的傳導

傳導，是透過接觸「介質」或「固體」去散熱。

譬如我現在很熱，趕快拿一個冰枕靠在身上，冰枕的溫度透過接觸傳到我的身體，高溫便順勢傳了出去，這就是傳導，需要「經由接觸」。再舉個大家都很熟悉的傳導散熱，我們在生病發高燒時，醫師不都是會叮嚀：「敷冰袋或睡冰枕來幫助退燒。」道理是一樣的。

傳導散熱須注意

將傳導原理，用在中暑的快速降溫時，可將病人泡入充滿冰塊的水中，合併按摩四肢肌肉。

這樣雖可加速散熱，但缺點是冰水可造成皮下血管收縮，反而不利流汗、病人會震顫不適，萬一病情嚴重需急救時，反不利於施行心肺復甦。

經過「液體」或「氣體」散熱的對流

對流是經過接觸「液體」或「氣體」去散熱，像泡在冷水裡或吹冷風是對流散熱；夏天吹電扇覺得涼爽，就是對流散熱的例子。

對流散熱須注意

藉由對流散熱，必須當環境周圍的溫度比體溫低時才會有效，當環境周圍的溫度比體溫高時，是無法靠對流來散熱的。

「沒有經過介質」散熱的輻射

輻射是不經由固體、氣體，或任何介質散熱的方式。

記不記得小時候，冬天很冷，教室裡門窗緊閉，下課時跑出去外面玩，上課了一進到室內，會覺得一股熱氣迎面撲來，教室沒有暖氣，為什麼會有一股熱氣？因為每個人身上會輻射出自己的熱度，這就是輻射散熱。

　　還有個例子，就是多天在寒冷的北極，企鵝通常會擠在一起，因為牠們身上的體熱會往外輻射，彼此靠近就會吸收彼此輻射出的熱量，有依偎取暖效果，這也是種輻射。

蒸發，就是流汗

　　蒸發，就是靠流汗散熱；流汗後汗水會從皮膚表面蒸發，自然會把熱帶走。所以無論是運動後、或發燒時，流一身汗後，都會覺得身體比較輕鬆些，這就是因為排熱把體溫降低了。

　　人的體溫調控機制，不會讓體溫無限上升，一旦外在環境過熱，體溫調節中樞就會傳達散熱需求，去刺激副交感神經，促進汗腺排汗，把體內的熱散發出去，人體有90％的熱能，便是經由流汗或水分蒸發，來達到散熱的效果。文獻上曾報導，讓中暑病人裸身躺在吊床上，用15℃的加壓水霧持續噴灑，再以風扇用每分鐘30公尺速度的氣流吹向病人，散熱的效果很好，當病人皮膚溫度維持在30℃時，最利於皮下血管擴張、身體中心熱量向外傳送排汗。

你也可以做到的緊急降溫

當發生有人中暑的緊急狀況時，在等待救護車或自行送醫急救過程中，可直接用一般的澆花噴霧器，裝進自來水以噴霧方式，直接不停噴在病人身上及搧風幫助降溫。

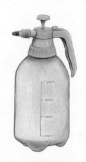

我會建議，酷熱的夏天即便在家，拉上裝窗簾避免陽光直射，關掉非必要的電燈和電器設備，以免產生更多的熱量。室內溫度最好維持在 26℃ - 28℃間，這個溫度即便在很熱的夏天，人都還能維持排熱。因為當環境溫度超過或等於皮膚溫度 34℃ - 36℃時，人是無法藉由傳導、對流、輻射來排熱的。

上班族工作多在室內，但午休外出用餐或出勤，難免會在冷氣房進進出出，忽冷忽熱之下，也容易引起熱傷害。提醒大家：

請養成身體對溫差的緩衝

　　當要從冷氣間出去，可先在戶外較陰涼地方站個一兩分鐘，或先步行騎樓下，再走進陽光直射的路上。同樣的，當從戶外回冷氣房時，先在陰涼處站一兩分鐘，把汗擦一擦，再回到冷氣房中；要不然冷氣會讓毛孔一下子收縮，無法順利排汗，次數多了，就會形成不同程度的熱傷害。

　　美國紐約曾做過一項中暑的研究，統計、分析由2001-2011 年間，因中暑而掛急診或住院病人，這份報告顯示這 10 年間，平均每一年紐約市有 447 人因中暑掛急診，其中有 152 人住院，每一年有 13 人死亡。死亡的危險因子為年紀大、貧窮、有慢性病，及住所沒有冷氣；而體型肥胖的人，在這些人中佔有很大的比例。

熱浪來襲時

　　熱浪，代表炙熱的天氣維持一段長時間，通常合併高濕度。不同國家、地區，對熱浪之定義都不一樣，通常高溫的程度為，相對於同一地區、同一季節的平均溫度而言。對於居住於寒冷地區民眾，熱浪可能被熱帶地區的民眾認為是正常溫度。

 根據世界氣象組織對「熱浪」的定義

　　當每日最高溫，比過去 30 年同一地區、同一季節，平均最高溫多 5℃，且持續超過 5 日；這便是氣象上的熱浪來襲了。

　　依照這樣的定義，在北半球及南半球夏天的熱浪，相當常見，有時可造成乾旱、農作物損失、森林火災、人員中暑甚至死亡。二十一世紀最嚴重熱浪，當屬 2003 年歐洲的熱浪，發生在 6 月至 8 月間，影響國家主要在西歐及南歐，當時估計全歐洲約有七萬人死於中暑。歐洲各國以法國受影響最劇，共有 14,802 人死於中暑，其中大部分是老年人，在巴黎當年的 7 月及 8 月，曾有連續 7 天氣溫超過 40℃，多數巴黎人不常遇到這種高溫，不知如何應對，很多老舊建築都無冷氣，因此造成大量中暑死亡案例，尤其是獨居無人照顧之老人。

　　臺灣每年夏天最炎熱的月份為 6 月 –9 月，根據中央氣象局資料：台北自 1981 年 –2010 年，夏季平均最高溫為 32.8℃。根據世界氣象組織的定義來看，若台北連續 5 天氣溫超過 37.8℃即符合「熱浪」之定義。至於高雄地區，6-9 月平均最高溫為 31.8℃，若連續 5 天氣溫超過 36.8℃則屬「熱浪」來襲天。

　　雖然大多數臺灣人已習慣夏天炎熱天氣，但仍有少數人在熱浪來襲時，在戶外逗留太久、或在烈日下勞動導致中暑、或獨居沒冷氣悶在家中的老人，這些中暑的案例，

嚴重的話，是會不幸死亡的。

熱浪來襲時的自保之道

注意周遭環境

熱浪來襲時，有些狀況會使熱浪造成之危險加劇，如住在房屋密度高的水泥磚牆建築中，若沒有冷氣、且通風不良，晚上熱氣散發不易。

盡可能待在室內

盡可能安裝並開冷氣，窗戶最好使用能反射陽光的窗簾，尤其是直接接受日曬窗戶的必備。在室內穿著寬鬆、質薄、淺色衣服，盡量穿著短袖短褲。

盡可能待在室內，遠離陽光是避免暴露在高熱最好的方法，即使在室內，也盡量不要做太耗費體力之工作，否則會產熱。若家中無冷氣且酷熱難當，在白天最熱之時，考慮待在有冷氣的公共場所，如圖書館、購物中心、戲院等。若住家是透天厝，不要待在頂樓，盡量待在最低樓層，若覺得太熱可以冷水淋浴。

做好防曬，避免直接曝曬

室外穿著原則和室內類似，但身體盡量以衣物覆蓋，避免直接曝曬太陽，避免曬傷。盡量避免穿深色衣服，因淺色衣服可反射陽光，而深色衣服可吸收陽光，並戴寬邊帽以保護頭部及臉部。從事戶外工作的朋友，若需於一天最熱的時段，如早上 9 點到下午 3 點，在陽光曝曬下工作，工作時休息和飲水的頻率，需比平常多。

補充水分

飲用大量的水分，避免飲酒、碳酸飲料或含咖啡因飲料，因這類飲料造成利尿，反而失水。若大量流汗可流失電解質，需補充運動飲料或現榨果汁。若有心臟病、慢性肝病、尿毒症、水腫或需要限制水分攝取之病人，需尋求醫師的建議。

飲食清淡、減少運動量

避免食用高熱量及高蛋白質食物，會增加新陳代謝，產熱較多，盡量多食用新鮮水果及蔬菜，同時避免過飽。

常運動的朋友，在熱浪來襲時需減少運動量，且盡量避免在日間溫度最高時在戶外運動，盡量在清晨或晚間較涼爽時。若運動到一半，覺得呼吸困難或心跳急速時，須立即到涼爽處休息，並補充大量水分。

熱浪來襲時如何幫助他人

- 注意家人、朋友或周遭的人是否有熱衰竭或中暑之徵兆。
- 千萬不要將兒童或寵物獨自放在戶外未開冷氣的車內，即使只有短時間，夏天停在戶外之車內溫度可達50℃以上，待在裡面短時間即可致人於死。
- 經常注意獨居之家人、朋友或鄰居，尤其是年老、有慢性病、需人照顧生活起居者。
- 學習並了解發現中暑病人的初步降溫法，在等待救護人員到達前，可先幫助病人降溫。

政府該做的

- 熱浪來襲前發布熱浪預警，使民眾可預做準備。
- 考慮開放有冷氣的公共空間，在熱浪來襲時提供家

無冷氣的民眾避暑，尤其在日間最熱時段。

- 熱浪來襲時，衛生單位派員追蹤獨居老人或弱勢慢性病患生活狀況。

- 勞檢局需檢查雇主是否依照不同氣溫，給予勞工不同工作量及休息，提供足夠飲水與可遮蔽烈日的休息場所。

當環境溫度飆到 36℃時

運動產熱時，身體需要將肌肉收縮產生的熱量排出，這需要有正常運作的心臟血管系統，將體熱經由血液輸送至皮膚，再透過汗腺排汗。因此當人劇烈運動產熱量極大時，皮膚的血液循環，可增加數倍來增加排汗量。

但若是周圍環境溫度比皮膚溫度高時，體溫是極不易往外散熱的！傳導、對流、輻射等散熱功能將失效，正常人皮膚溫度約為 36℃，而當氣溫飆到近這個溫度時，散熱完全只能靠蒸發一途了。

排汗效果和環境的相對濕度也有關

　　當相對濕度低時，排汗效果較佳，但若相對濕度大於
75％時，身體靠排汗蒸發來散熱幾乎已失效，因此，在
濕熱的環境中運動，造成熱傷害的機會也會相對增加。

不同氣溫下，身體的排熱比較

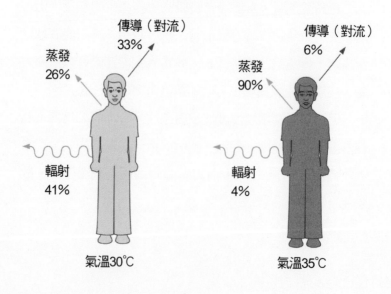

傳導（對流）
33%

蒸發
26%

輻射
41%

氣溫30℃

傳導（對流）
6%

蒸發
90%

輻射
4%

氣溫35℃

32℃的警戒

　　以現在臺灣來說，夏天動不動就飆高溫到36℃上下，臺灣夏天的濕度又高，氣溫只要超過32℃，濕度若再超過80%，就是一個要小心的警戒線！

　　還記得我們之前談過的「熱指數」：

　　室外溫度＋（室外濕度 × 0.1）＝中暑危險係數。

　　以32℃＋（室外濕度80% × 0.1）＝40℃。超過了40℃的危險係數時，中暑的危險性當然跟著增高。

　　通常夏天以吹電扇來說，會覺得涼爽多了，可是當氣溫超過皮膚溫度，吹來的是「熱風」，絲毫感受不到「涼」的舒爽。所以周圍的溫度比體表的溫度，皮膚的溫度高的時候，傳導、對流、輻射這些散熱方式都處在「當機」狀況，幾乎完全靠蒸發排汗來散熱。臺灣四周環海，夏天相對濕度超過75%的機會很大，因此當全球氣候異常，在臺灣氣溫超過36℃，相對濕度超過75%時，極易中暑。

　　每次，我談到當氣溫直逼 36℃時，不要在外面待太久；總有上班族朋友緊張的問：「我整個上午都待在冷氣房裡工作；午休的時候出去走一走。突然從冷氣間走出去，正中午室外溫度可能為 36℃或 37℃，溫差那麼大，這樣是不是很容易中暑？」

 中暑的症狀

　　若待久了水要多喝一點；如果逗留在戶外超過一兩個小時，水又喝得不夠，就有可能真的會中暑。

　　如果讀者朋友發現身邊的人，或是自覺在大熱天，卻停止排汗、皮膚乾燥、潮紅，有這些關鍵症狀，加上體溫超過 40℃很燙、意識不清、失去方向感、判斷能力、脈搏呼吸很快、瞳孔縮小，這些都是中暑的症狀，千萬不能耽擱，趕快送醫！

　　國外研究報告顯示，在炎熱環境下做劇烈運動，每喪失等同體重 1%的水分，可能會讓體溫升高 0.22℃。

　　舉例來說，若其他外在環境因素都相同，A 運動員若在炎熱天氣做劇烈運動喪失 6%體重的水分，而 B 運動員只喪失 1%體重的水分，那麼 A 運動員的體溫，將比 B 運動員多升高 1℃。當在這樣相同環境中繼續運動，持續累積熱量後，當 B 運動員體溫為 39℃時，A 運動員將為 40℃，已經到達中暑的體溫了，由此可見熱天運動，補充水分的重要性。

第二章

「熱衰竭」與「熱痙攣」

　　熱傷害依嚴重程度，可分為熱衰竭、熱痙攣及中暑；嚴重的中暑常合併腎衰竭、肝衰竭、橫紋肌溶解症、瀰散性血管內凝血等重症，死亡率極高，是屬於不容忽視的重度熱傷害。

昏倒超過 5 分鐘的警覺

　　熱傷害有輕有重，輕的或許僅是熱痙攣、熱衰竭，嚴重的就是中暑。「熱衰竭」和「熱痙攣」，都是熱所帶來的傷害。在體溫方面，病人可能正常，也有可能稍高，但是再怎麼高，通常核心溫度不會超過 40℃。

　　若是中暑，到醫院都要送加護病房，因為中暑會有多重器官衰竭。這一點，是很超乎一般民眾的想像：「怎麼可能會這樣？」中暑的時候，若不趕快送醫，便有可能會送命，千萬不能掉以輕心！

當肛溫超過 40℃

　　正常人肛溫應該是約 37℃，中暑時病人肛溫是超過 40℃，並因高熱而引起了神智昏迷。大家常常誤將熱衰竭與中暑混淆，有時將輕微的熱傷害當成中暑，卻將嚴重

且危及生命的中暑當成熱衰竭。

昏倒超過 5 分鐘沒醒

　　熱痙攣、熱衰竭的病人，意識都清楚；有時候會短暫的暈倒，但能馬上醒過來。就好像朝會在豔陽下聽訓，有學生會昏倒，如果昏倒一會兒馬上就醒過來，是熱衰竭；如果昏倒超過 5 分鐘都沒有醒過來，可能就是中暑了，學校的保健室老師們，要有警覺心。

　　熱衰竭與熱痙攣的病人，如果量的是耳溫，要再加一度，但體溫都不會超過 40℃；病人身體的高熱，是接受環境熱傷害的症狀之一。若是中暑，病人會神智不清，產生幻覺、躁動、抽搐、昏迷……重點是他的體溫，通常高燒超過 40℃。

熱衰竭與熱痙攣的差異

	熱衰竭	熱痙攣
血壓	收縮壓＞90mmHg	正常
體溫	通常沒超過40度	通常沒超過40度
症狀	皮膚濕冷、蒼白口渴、頭昏、頭痛、嘔吐、虛弱倦怠、焦躁不安	濕熱多汗、臉色潮紅、抽筋
意識	即使昏厥，也可很快清醒	清醒
原因	身處熱環境中，體內水分流失過多，心臟輸出量不足循環系統無法正常運作。	身處熱環境中，體內水分、鹽分流失過多，會造成肌肉的痙攣。

改善對熱忍受力的「熱適應」

　　入夏後的朝會，學生在操場上曬太陽聽訓聽到昏倒，
這是各種熱傷害中，算輕症的「熱昏厥」。

　　起因是因為人體對熱環境的不適應，造成皮膚血管擴
張、得用大量流汗來散熱，血液會在體內重新分配，因為
大量的血液跑到皮膚周邊血管幫助散熱，致使腦部血流不
足，發生暫時性的昏厥，通常病人體溫不會明顯升高。只
要將昏倒的同學抬到陰涼處或送保健室，讓他保持平躺，
很快就會醒過來。

熱適應的訓練

　　熱適應的問題，有點像我們一般講的「水土不服」。
就好比本來是生活在比較溫帶或寒帶的人，到了熱帶地
方，必須要經過一段時間調整，才會適應新環境的溫度；

若熱適應不足，會是中暑的高危險因素之一。

　　人類對高溫及濕度的忍受能力，受許多先天、後天生理性因素及環境因素的影響，其中最重要的一項為熱適應（Acclimatization）。熱適應是指：身體隨著時間，逐漸改善對熱忍受的一種能力，這種能力也是運動員在極熱環境中還能有良好表現的重要因素。因此如何使用足夠時間，擬定恰當的訓練計畫，使運動員達到最佳的熱適應，對於改善運動員表現及避免熱傷害，是相當重要的。而且研究顯示：運動員在高熱、高濕度環境中，若第一周就接受正常的訓練量，造成其熱傷害的機會相當的高。

熱適應的時間

　　熱適應的時間需要 1-2 周，在適應期中，需逐漸增加熱適應人員曬太陽的時間及逐漸增加運動量，2 周後就可以按照正常的訓練計畫實施，若離開訓練超過了 3 周，必須重新做熱適應。

在熱適應的過程中，身體所產生的生理調適包括了：

● 血液容量上升。

● 皮膚血流量增加。

● 開始流汗的閾值降低（指在較低的溫度下即流汗）。

● 流汗量增加。

● 汗液的鹽分濃度降低。

● 同樣的運動，皮膚及核心溫度較低。

經過這些生理調適，可使經過熱適應的運動員比未適應過的運動員，在濕熱環境中運動時，散熱功能更好，體溫升高更少。在一個相同標準的規格下，受過熱適應訓練的人跟沒有受訓過的人比，以同樣運動半小時為例，一般人的體溫從37℃升高為38℃，熱調適度會比較差；但經過訓練後的人，同樣運動半小時，可能只從37℃增加到37.5℃，所以熱適應很重要。經過一到兩個禮拜的適應期後，人體機制可以接受變化及改善，當然比較不會中暑。但如果生了一場病，可能住院休息，或因中斷受訓差不多兩三個禮拜，再回來受訓時等於是新手一樣，得重新再來一次的熱適應期訓練。

國外文獻《Am J Med Sci 2004》便曾報導過這類相

關的致命案例：

　　一位因病而中斷訓練的士兵，病癒歸隊後直接接受常規訓練而中暑。這位才 20 歲的特種部隊士兵，因腿傷休病假 6 週後，再度回到隊上接受常規訓練，他過去並沒有任何熱傷害的病史。回復訓練第一天，全副武裝參加 5 公里跑步，中途曾倒地兩次，但仍爬起再度向前跑，快到終點時昏迷倒地，當天之氣溫爲 30℃，相對濕度 55%（濕黑球溫度 28.1℃）。

　　雖然參加訓練當天，這位士兵曾表明身體虛弱，且前一天睡眠不足，但仍被勉強參加訓練。他昏倒後僅被施予基本的急救，但並未先幫他降溫、也沒去測量肛溫，他在昏倒後 40 分鐘送到醫院，雖經急救仍回天乏術，其最終診斷致命病因爲「中暑」。這個病例，顯示中斷訓練數週的士兵，即便年輕體能好，都仍須重新按照熱適應計畫訓練。

　　另有一位受過訓練的陸軍步兵，在全副武裝 5 公里跑步時暈倒，當時爲正午，氣溫爲攝氏 28.5℃，相對濕度 50%（濕黑球溫度攝氏 27.1℃）。在參加此訓練前一個月，這位士兵並未參加任何體能訓練，而且在全副武裝跑

步前兩天有腹瀉情形，但未告知其長官。當他昏倒時，肛溫爲 40.5℃，在現場並未降溫，只倒了兩公升冷水在他身上，一小時後被送到醫院時，已呈現意識昏迷狀態，根據其臨床症狀被診斷爲中暑，雖經急救仍持續昏迷，5 天後死於多重器官衰竭。

這案例的危險因子，包括了環境因素的濕黑球溫度顯示高度熱傷害危險、熱適應不足，這士兵已一個月沒參加體能訓練，應重新實施熱適應訓練，逐步增加他的體能訓練量；加上他又碰上腹瀉沒事先告知長官，中暑昏倒當下又治療不當，沒在現場立即做正確的降溫 SOP，導致他死於多重器官衰竭。

在世界各地的部隊軍訓中，因熱適應不足，而造成士兵死於中暑所累積的個案，令人觸目驚心。曾有國外陸軍特種部隊士兵，在炎熱天氣下，參加重度體能訓練，當時之氣溫爲 35℃，相對濕度 20%，濕黑球溫度 27℃，這位士兵已有數週未參加例行訓練，而且在此次的訓練第 3 天才加入。訓練結束當天，士兵感覺暈眩、頭痛、噁心及神智錯亂，他雖然在醫務所接受了靜脈輸液治療，但並未量體溫；晚上他僅睡了 4 小時，第二天繼續接受正常訓練。

當天中午士兵昏倒了，他的弟兄在現場立即以大量冷水淋身幫他降溫，兩小時後被送往最近的醫院，但已不幸死亡，死後遺體解剖，診斷病因為中暑。

熱適應不足，對戶外工人，一樣要很當心，國外有過這樣的案例：一位 23 歲的男性工人，與數名同事於 8 月份某天下午 3 點，負責挖掘油管壕溝，中間曾做短暫休息也有喝些水。到傍晚 6 點，他覺得頭暈停止工作，到陰涼處休息，但約 10 分鐘後，開始很激動的四處亂跑、對同事大吼大叫，當下他立刻被帶到一間有空調的房間。但他皮膚很乾且發燙，同事立即以濕毛巾覆蓋在他身上降溫，並被送往距離 90 分鐘車程的醫院。

到院時該工人已呈現半昏迷狀態，腋溫 39.6℃，換算成肛溫約為 40.6℃，血壓 80/25 毫米汞柱，一般正常人應該是 90/60 毫米汞柱，心跳每分鐘 176 次，正常人應小於 100 次，雖然經降溫及加護病房的治療，仍於 33 天後死於中暑合併多重器官衰竭。事後發現，這工人中暑昏倒那天，是經過 18 天休息後的第一天上工，這顯示他並未經過適當的熱適應。而當天的氣溫為 31℃，相對濕度為 87%，在這麼濕熱天氣下工作，這位已經休息了 18 天

未上工的工人，即便還很年輕，理應視為新手，重新做「熱適應」來逐步增加他的工作量與曬太陽時間，否則易導致中暑，加上他在工作當天，飲水量不足，也使血液循環及排汗量差，導致體熱無法排散而發生不幸的悲劇。

　　國外有位 29 歲的男性臨時工，在採石場工作 π，當天氣溫 38℃，早上八、九點左右上工，中午用完午餐後短暫休息繼續工作。到了下午快四點，這位工人告訴同事身體感覺很熱，且咳出帶血絲的痰。他喝了些水，並將水淋在身上，25 分鐘後，他告訴雇主身體覺得很不舒服，要求回到停在 400 公尺外的卡車上休息。半小時後，當所有工人工作結束回到卡車上時，發現那位工人已經昏迷不醒，他被送往最近的醫院，但到院時已死亡。

　　問題出在這位工人只是位「臨時工」，並非長期在採石場工作，且一上工就遇上氣溫 38℃ 的酷熱天、完全沒經過熱適應期的調適緩衝，因而造成了失去生命的憾事。

對熱最敏感的小腦

　　因熱所造成的傷害中，在中樞神經系統異常方面，對熱最敏感的就是小腦，所以小腦最先受損。

體內的核心溫度

　　平時我們習慣量的耳溫、腋溫，溫度比體內的臟腑還低，除非量肛溫，才能準確得知體內核心溫度。所以幫中暑病人降溫過程，不論是量耳溫、腋溫，要記得多加1℃，才能代表真正的核心溫度。

　　中暑時，高熱會產生中樞神經系統異常，恢復時大部分病人可完全康復，但有部分人會產生併發症或後遺症，取決於腦部處在高熱的時間。在我們所治療過的中暑病人中，產生小腦受損後遺症的比例不少。有些病人中暑經過治療後，寫字歪歪扭扭、像小學生初學寫字一樣，因為寫字時手的協調需要靠小腦；有些病人則是有走路步態不穩的後遺症；有些病人智能、判斷能力會變差。並不是所有的中暑病人在小腦受到傷害後，都會完全恢復，完全看當時小腦受高熱損傷的程度。

　　如果有先天汗腺不發達的朋友，就不適合在高溫下運動，本身已經不太會流汗，熱適應自是不良，會容易中

暑。這也經常發生在新兵訓或者是運動員身上，剛參加訓練的新手，他們排汗的功能還沒有建立，至少需要兩個禮拜的時間，作為他們的熱適期。慢慢的增加他們的運動量、曬太陽時間，讓其皮膚血管擴張能力增強。通常我們一運動之後，心臟需要輸出更多的血，如果不常運動的人，不會那麼快就輸出足夠多的血。經過熱適應之後，不論新兵或運動員的心臟，就會輸出比以前更多的血來調適外在環境的氣溫，需要排熱時，皮膚的血液循環，會比以前更好，就容易排熱。

熱適應後，汗液裡的鹽分

經過熱適應後，排汗時，汗液裡的鹽分會隨量減少，所以看似流了很多汗、排了很多水分，但是不會喪失很多鹽分，因為身體會控制，汗液裡面的鹽分會隨量減少。

軍中的新兵訓練

以很多父母和年輕人關心的新兵服役為例，可能入伍前有些人平常慣於養尊處優，不常運動，且常待在冷氣房，而在臺灣新兵的入伍訓練常在夏天，若第一周就接受劇烈的訓練，中暑的機率最高。

為防範中暑，國防部年年不間斷的在宣導，要求部隊給新兵 1-2 周的熱適應期；軍醫局並通告各部隊，從入夏到初秋，白天需定期偵測「中暑危險係數」，來判斷出操及喝水量；經過多年的宣導，軍中熱傷害發生率嚴重度已逐年降低。

在夏天，甚至秋老虎發威時，不論是部隊的訓練，或是在戶外運動、工作時，都該適時補充水分。當身上衣服被汗水濕透時，等同提醒每小時，須補充約 1,000cc 的飲水量。不過還是要依個人狀況做調整，覺得口渴，就該補充水分，如流汗並不多時，也不用勉強一直灌水。

軍中判斷出操與否的「中暑危險係數」表

溫度	狀況	提醒旗顏色	預防要點
＜30	安全	藍色	正常作息
30-35	注意	藍色	水分補充
35-40	警戒	黃色	隨時補充水分，注意個人身心狀況
＞40	危險	紅色	強制補充水分，仔細關注體能狀況

資料來源：軍醫局

例如：不論是上下午，當室外溫度是 32℃，室外濕度為 70%時，中暑危險係數計算出來是：

室外溫度＋（室外濕度 × 0.1）＝中暑危險係數

32℃＋（70% × 0.1）＝ 39（屬警戒級）

軍中官兵熱適應建議時程表

實施對象（須符合士官兵健康保護規則之規定）	第一日工作量	次日累加量	總適應日數
未曾熱適應士官兵	50%	10%	6
曾經熱適應但連續休假超過一星期者	50%	20%	4
病假四日以上經醫師診斷同意復工者	50%	20%	4

資料來源：軍醫局

熱衰竭

　　熱衰竭因為有「衰竭」這兩個字，似乎讓人一聽起來覺得很嚴重，其實只是身體長時間暴露在高溫環境中，導致了水分流失、心輸出量不足，造成「體力衰竭」之情形。我還是要再強調：熱衰竭時通常體溫還算正常或微燒，核心體溫是不會超過40℃，病人通常不會致死，除非延誤就醫，任其惡化變成了中暑，便可能會導致死亡。

　　熱衰竭的病人頭腦都是清楚的，沒有昏迷，只是比較累而已，體溫通常都沒有超過40℃。但中暑就嚴重了，病人可能因為多重器官衰竭致死。以跑馬拉松的選手來說，如果真的罹患熱衰竭的話，只要當場盡速散熱、喝水或靜脈注射輸液，大部分都可以回復。

熱衰竭的警覺

有位「都市農夫」，買了一塊農地在宜蘭。他常在周休假日去宜蘭的農地工作。8月中的某個星期六，他在田裡工作了一個早上，覺得人很不舒服、中午吃不下，下午整個人精神很差，星期天就沒再下田去工作。禮拜一一早回到台北，人還是一直很不舒服，便到三總來掛急診。

到急診時人雖然是清醒的，但體溫差不多高燒到39.7℃，雖然還不到中暑的地步，因為中暑必須要「神智不清楚」，且「體溫要超過40℃」。這位病人被診斷是屬於「熱衰竭」。在醫護人員幫忙降溫後，病人差不多40分鐘左右體溫便降到38℃以下，體溫恢復正常後，他自覺全身都舒服了。如果這位病人熱衰竭後沒警覺，第二天還繼續強撐著下田工作，可能就會中暑，麻煩就大了。

「熱衰竭」所產生的現象

在中樞神經系統方面，熱衰竭病人可能會覺得頭暈、噁心、想吐、臉色蒼白。

　　主要是因為熱傷害發生時，人會流很多汗，若水分補充得不夠，他的體液就不足，血壓就會稍微有點低，血壓一低，腦的血液循環不好，就會頭暈、噁心、想吐、心跳快、呼吸會急促，皮膚整體看起來比較蒼白。

　　熱衰竭若是沒能及時降溫，當核心體溫（肛溫）超過攝氏 40℃，中樞神經系統異常，如神智錯亂、口齒不清、產生幻覺、躁動、抽搐，甚至昏迷，則演變成熱傷害中最嚴重的中暑。病人可能會因此發生輕重程度不等的多重器官衰竭、急性呼吸窘迫、橫紋肌溶解症、瀰漫性血管內凝血等等，嚴重下可導致死亡。

　　曾有一位軍艦鍋爐室的士兵，每天都要待在裡面三、四個小時，有一次待的時間太長，就覺得頭暈、心跳不舒服、吃不下，這就是熱衰竭的症狀。所以工作場所有鍋爐的工作者，必須要注意環境溫度。譬如很多工廠也有鍋爐，有的還是鐵皮搭的簡陋屋，夏天就在屋頂上面弄灑水器噴噴水，然後鐵皮屋開個氣窗，用風扇不停的吹來做空氣的對流；如果鐵皮屋裡沒有冷氣設備的話，現場的工人也是中暑的高危險群。

熱衰竭的處置

- 將病人避開太陽，並移至有陰影處或有空調的室內。
- 讓病人平躺並稍微提高下肢。
- 鬆開病人身上衣物。
- 讓病人喝點冰水。
- 用冷水做霧狀噴灑、擦拭，或風扇吹的方式散熱，幫助病人降溫，安排送醫。
- 即便是在救護車上，仍要小心監測病人狀況，熱衰竭可以很快的就進展成中暑。
- 如果病人發病當下，體溫高於 40℃度或出現暈眩、神智錯亂、痙攣現象，儘速送醫。

熱痙攣

　　這位病人是工地的建築工人，一個禮拜六下午，他一如往常頂著烈日工作，長久以來他已經習慣了在高溫下做事都沒什麼問題。

　　但這天，他就覺得體能狀況比較差，好像有點感冒的感覺，早上起來就覺得精神不太好，為了生計，他還是勉強的去工作。差不多中午，發現怎麼偶爾腳會抽筋，他也只是忍耐。到下午時，連手帶腳一直在抽筋，他受不了，工頭嚇到趕快把他送來急診。到院時病人體溫沒有增高、神智也很清楚，他的確是有接觸到熱的環境、有失水現象、且產生肌肉一直抽筋、反覆抽筋的狀況，所以他被診斷是「熱痙攣」。

「熱痙攣」所產生的現象

　　如果病人沒有發生抽筋，便還沒有到痙攣的地步，因為熱痙攣會致使肌肉抽筋。熱痙攣的症狀可以有發燒，也可能沒有發燒，但是病人必須暴露在熱的環境裡，而且處於運動或工作中。

熱痙攣通常在運動時發生

　　這位因「熱痙攣」發病的工人，因為在工地工作，曝曬於大太陽下，產生水分、電解質的流失，所以他的手腳每隔一段時間，就會抽一下，每隔一段時間就會很不舒服的抽筋。那種抽筋的感覺，就像在游泳時抽筋那種感覺是一樣的，如果沒有做熱身運動就去游泳，手腳肌肉一樣會抽筋，熱痙攣的抽筋，就類似這種感覺。

　　臺灣的春末夏初，早晚還算涼爽，一位年輕男性，異想天開，穿著厚衣褲加皮衣外套晨跑，心想這樣可以邊兼顧到減肥，好在夏天來臨時展現出好身材；不料運動後沒多久，便發生抽筋症狀，因為他出現了過度運動、身體卻

無法散熱的「熱痙攣」。

　　當運動量過大、汗流太多、水分及電解質會快速流失，導致血中鈉、鉀離子濃度相對偏低，造成肌肉收縮，引發了疼痛、抽筋或顫抖。較常發生在小腿後方的肌肉群和腹部的肌肉群；也有可發生在其他做了劇烈運動的肌肉群，而且可能會連續發作。除了不要在高溫環境下，從事太過激烈的運動，時間也不宜過長；特別是學校在排體育課時，應盡量避免在中午前後。

為什麼會熱到抽筋

　　運動時發生熱痙攣，譬如打球，可能就是手或腳抽筋，一般腳抽筋較多，因為腳離心臟較遠。

　　為什麼會熱到抽筋？主要是因為電解質不平衡！當水分及電解質流失過多，造成電解質不平衡，就會造成運動的肌肉抽筋，這便是「熱痙攣」。

　　常有朋友問我：「夏天游泳的時候，腳抽筋算不算是

熱痙攣？」

　　這不是，是血液循環不好的問題；因爲不論是在泳池、海邊、溪流中，水溫會比體溫低，加上肌肉運動的時候需要大量的血液循環，低水溫會使血液循環變差，運動後血液循環不夠到一個程度，就會抽筋；這跟在戶外或大太陽下游泳，是沒有什麼關係的。至於因生病而發高燒的抽筋，是病人自己體內的高溫影響到神經系統，神經系統受傷會產生抽搐、全身的抽筋，這和因外在環境所造成的熱痙攣是不一樣的。

熱痙攣的處置

- 短暫休息，讓身體冷卻。
- 喝些含電解質的運動飲料或果汁。
- 做些柔軟的伸展操，溫和的按摩受到影響的肌肉。熱痙攣時肌肉受影響的時間可從短暫的 1-3 分鐘，或甚至長達數小時之久。
- 如果痙攣現象一個小時後沒緩解，便需趕快找醫師協助。

第三章

高危險的中暑

　　遇到高體溫的病人，診斷其是否中暑，須先由熱源來判定，可能來自環境的高熱，或病人運動後體內的產熱。其次是核心體溫度超過 40℃；再來是神智異常，有中樞神經系統異常的症狀，譬如躁動甚至全身抽搐，嚴重的話會昏迷不醒。

中暑的診斷

　　中暑的併發症，常見多重器官衰竭，例如急性腎衰竭、肺水腫、心臟衰竭、呼吸衰竭、瀰漫性血管內凝血、腸胃道出血、敗血症、肝衰竭、橫紋肌溶解症等等，死亡率極高！

　　因爲熱傷害而導致的腎衰竭，大部分病人都能夠完全恢復正常，但有的病人只能部分恢復，血液尿毒素數值可能比正常人稍高，但是腎臟損傷，嚴重到要終身洗腎的案例較少。

　　其他異常如肝衰竭、呼吸衰竭、心肌損傷、電解質異常、橫紋肌溶解等，大多能完全恢復。比較不確定的是中樞神經系統、腦神經細胞，爲什麼呢？因爲腦神經細胞是一對熱非常敏感的細胞，受損以後有部分細胞不會完全恢復，所以有些病人會產生中樞神經系統的後遺症。

懷疑是否中暑的判斷

下面這個簡單的自我是否中暑檢測，請盡量分享給周遭的親朋好友：

症狀	是	否
頭昏？頭痛？		
口乾		
嘔吐？虛弱？		
肌肉痙攣？		
心智狀況改變？		
嘔吐 2 次以上		
失去意識超過 1 分鐘？		

傳統型與運動型中暑的差別

傳統型的中暑，是在沒有從事運動狀況下，處在熱環境中，本身排熱功能不好所導致的。

好發於老年人、嬰幼兒、心肺功能差、有慢性疾病的患者或酗酒成癮的人，通常在熱浪來襲時特別容易發生。臺灣夏天相當炎熱，如果這些人家中通風不好、又為了省電不開電扇、沒有冷氣、水又喝得不夠多，都是中暑的高

危險族群。

　　很多研究發現，待在高溫環境越久、還去做運動，產熱所導致的中暑，就是「運動型中暑」，多半發生在運動員、青少年、年輕人身上。但即使沒有劇烈運動，熱浪來襲待在悶熱的屋內或車廂內，也可能出現「傳統型中暑」；在夏季發生活活被熱死的新聞事件層出不窮，原因主要在這些中暑病人體內的熱，排不出去。

「傳統型」與「運動型」中暑的特性

特性	傳統型中暑	運動型中暑
瀰漫性血管內凝血異常	不常見	常見
急性腎衰竭	不常見 <5%	常見約30%
橫紋肌溶解症	較輕	嚴重
乳酸性中毒	不常見	常見
高尿酸血症	中度	嚴重
低血鉀症	很少	常見
肌酸酐磷酸激酶	微量增加	極度增加
低血鈣症	不常見	常見

資料來源：Am Fam Phy 1998

待在家裡也會產熱

　　熱的來源除了外在環境，人體本身也會產熱，即便是待在家裡，既沒曬到太陽又什麼事也沒做，每一小時仍會產熱 70 大卡。

　　請記得隨時補充適量的水分，是夏天生活中務必養成的習慣。而且一旦有中暑送醫的紀錄，出院後 7-14 天內應避免在高溫下活動，否則很容易再度中暑。

天熱運動，溫、濕度要同時關注

　　如果你是個喜歡運動的人，在夏天盡量利用早上天氣還沒開始熱的時候去運動，或是傍晚、太陽下山後，比較涼快時。盡量不要在日正當中，特別是上午 10 點到下午 3 點之間，氣溫正熱的時候去運動。

　　除了要注意當天氣溫，濕度也要同時關注，溫度濕度「雙高」時，請別忘記我之前提過的：室外溫度＋（室外濕度 ×0.1）＝中暑危險係數。就算那天戶外溫度是

33℃，可是當濕度為 60％，中暑危險係數計算出來是：
33℃＋（60％ × 0.1）＝ 39℃，看，已經是屬於中暑的
危險級，要小心了。

 西北雨過後

　　臺灣夏天常會下西北雨，下完西北雨，太陽一出來，
濕度其實是非常高，這段時間也是要小心中暑。溫濕度的
加乘效應，對所有在戶外工作的人，不管是業務員、快
遞、建築工人、管線施工人員、包括交通指揮人員……都
一樣要特別小心。

　　夏天運動，務必要喝足夠的水或是運動飲料，天氣太
熱，運動量就不要和以前一樣的激烈，要比較保守一點。
譬如平常是打籃球兩個小時，天熱時可能就要減半，且中
間一定要休息。有人會說：「我在多天可以連打兩個小時
都不用休息！」但在夏天，雖然體力可以，但是最好中間
休息還是不可以輕忽。增加休息時間是必要的，不要逞

強，打得那麼劇烈。運動時衣著盡量穿得寬鬆，質地吸汗和輕便，不要穿太多層，並「隨時記得多喝點水！」

補充水分，你做對了嗎

在還沒發生熱傷害之前，水分要怎麼補充才能預防？主要的原則是跟當時的天氣和個人的工作量有關。通常在室外活動的人，不論是勞動不停的工人，或站在街頭少動的廣告舉牌工，補水原則是按照他們當下的運動量、當時的氣溫，來決定應該補充多少水分，可參考本書之前提到的依工作的輕、中、重度，所需的「飲水/休息建議表」。

依勞動基準法第 35 條規定

高溫環境下，勞工每工作 4 小時，至少應有 30 分鐘的休息時間，尤其在陰影下休息時，也請別再做任何活動。再次提醒：飲水量根據個人的工作強度，及當時環境溫度而不同；同時注意尿液的顏色，若太深表示水分不足。

身處室外高溫環境中忙碌的工作者，大量流失水分與

電解質是必然的，因此，每 20-30 分鐘需補充運動飲料，或喝每公升水加入 1 公克食鹽的冷開水，都可以減緩體內水分及電解質流失、避免發生痙攣抽筋的感覺。

有人會因又熱又渴，拿起冰冷飲料直灌，但這樣會適得其反，因冰冷會使腸胃血管收縮影響吸收，最好是飲用常溫下的飲料，並建議以少量、多次飲用的方式來喝。尤其是喝下的是白開水時，因短時間喝入大量水分，可能使血液內鈉離子被快速稀釋，腎臟來不及做調整，可造成低血鈉症，即俗稱的「水中毒」，症狀輕者會頭暈、虛弱，嚴重者可昏迷。

電解質飲料

汗水含有重要的電解質鈉及鉀，大量流汗若只補充水分，會造成電解質不平衡，常有朋友或病人問我：「市售的運動飲料，是否可補充汗水之流失？」

首先要了解汗水成分的含鈉量約為 30-65 mmol/L，而正常血液的含鈉量為 135 mmol/L，汗水含鈉量會因每個人熱適應狀況的不同而有差異，市售運動飲料鈉含量約

為 20 mmol/L，約為汗水之的三分之一至三分之二，若烈日下劇烈運動大量流汗時，飲用運動飲料比單單飲用白開水，比較不會引起電解質不平衡，若流汗量不大時，喝水或運動飲料則無多大差別，因為人體的腎臟，可自動調整尿液電解質含量，以避免電解質的不平衡。

中暑處置的
標準作業流程（SOP）

　　長時間處在高溫環境，卻沒有補充足夠的水分、鹽分，便可能會造成脫水、電解質不平衡、散熱困難、器官受損……繼而出現各種熱傷害的症候群。這章節所討論的中暑處置 SOP，不只適用於軍中，對於運動選手的集訓，一般民眾、從事戶外運動、在戶外工作之勞動者，或學生在熱天上體育課時，都可一併適用。

事發第一現場的救助

- 將病人移至陰涼處。
- 去除病人衣著，若爲男性可僅剩內褲。
- 用噴霧狀冷水將病人全身噴濕，置於電扇前吹風。
- 將冰袋或冰毛巾置於大動脈通過處，如頸部，腋窩，及鼠蹊部。

- 將病人置放於開放、且空氣流通的運輸工具上，盡速送醫。
- 運送時需持續降溫治療。

中暑送急診時不可做的事

- 不可以用冰水降溫，太冷病人會發抖，造成皮膚血管收縮，反而無法排熱。
- 不要用酒精擦拭病人身體。
- 不要使用退燒藥，中暑所造成的發高燒，起因是外在熱環境所造成，與體內因病或感冒發燒，病原菌產生致熱源不同，退燒藥無助於中暑病人體熱的排散。

 等待救護車時一定要做的事

當中暑的人核心體溫超過40℃、意識混亂或昏迷，不要再耽誤，趕緊送急診！在等待救護車時，一定要做的事：脫衣、降溫、噴水霧、吹風、要重複不停的做。

中暑送醫後處理原則

一到急診，先檢查或確立病因為中暑，並持續第一現場的降溫程序，轉送到中暑病房，或設備相近的加護病房，以接受進一步治療：

- 快速降低核心體溫到 38.5℃，往往隨後體溫會緩慢降至正常；如果體溫反彈升高，重新進行降溫步驟。
- 肛溫監測，體溫大於 40℃時，持續監測至少 48 小時。
- 保持呼吸道通暢，必要時行氣管插管。
- 確保靜脈輸液通暢，必要時使用中央靜脈輸液。
- 持續監測心臟及其他生命徵象。

 搶救嚴重中暑病人需要龐大的醫療團隊

搶救嚴重的中暑病人，所建立的醫療團隊，動員從腎臟科、腸胃科、胸腔科、感染科、血液科、放射科、心臟

內科、神經內科，到一般外科、麻醉科、心臟外科、直腸外科，陣容龐大，步步小心，是一點都輕忽不得的。

軍中對中暑的預防

操課事前準備

● 計算中暑危險係數，若＞40 危險等級盡量避免出操，改成室內課程。
● 運動前 2 小時要分次喝 500 毫升水分。

職幹部、鄰兵應隨時注意身邊弟兄操課狀況

● 觀察新兵對熱適應狀況反應。
● 安排教育課程與指導運動者，了解熱能所產生對人體的影響。
● 當在炎熱天氣長時間運動，飲水量超過數公升時，應喝些含少許鹽分的水，即每一公升水加入食鹽一公克。
● 運動中體重每下降 0.5 公斤，至少需補充約 500 毫

升電解水。

是否中暑的鑑別重點

當弟兄發生頭暈、頭痛、口乾、嘔吐、虛弱、肌肉痙攣等症狀時，懷疑他是否中暑了的鑑別重點——

- 心智是否轉變？
- 嘔吐2次以上？
- 失去意識超過一分鐘？
- 肛溫＞40℃？

軍中對中暑的鑑別診斷與初步處置

★若是「熱痙攣」、「熱衰竭」——

平躺→鬆開衣物→將士兵安置在陰涼或通風處→讓痙攣的肌肉休息→半小時內分次給予1公升的水，並補充鹽分。

「熱痙攣」、「熱衰竭」，需觀察病人 30 分鐘內，有沒有改善：

－有改善－

當天工作量予以減低，改安排室內工作，但仍須觀察，倘若該名弟兄一旦出現以下症狀時應立即就醫：

- 肌肉出現疼痛、無力、倦怠或壓痛，肌肉收縮力量下降，肌肉的表面可能會出現腫脹及充血的現象。
- 尿液呈現濃茶或可樂般的深褐色。
- 當腎功能受損時尿液會減少，甚至一整天均未排尿。

－沒改善－

後送醫療院所，若後送時間須超過 10 分鐘，先靜脈注射生理食鹽水 500 毫升；途中若病人已有顫抖或肛溫已達 38.5℃時，則停止降溫。

★若是「中暑」——

平躺、腳抬高，置於陰涼通風處→鬆開衣物→提供風扇吹、噴水霧散熱、要不斷重複做→評估病人意識狀態：

● 有嘔吐須側躺，避免被嘔吐物噎到。

● 汗流過多和尿已排出時，則需補充含鹽的水分或電
　解質溶液。

● 設法將體溫降至 38.5℃度以下→ 送醫！

救命的黃金 3 小時

根據全世界各國的文獻報導統計數據，中暑發燒超過
40℃神智昏迷後，在 3 小時之內，如果沒能將病人體溫
降到38.5℃以下，死亡率就很高。

降溫，是中暑治療很重要的第一步

雖然我們的體溫約為 37℃，可是皮膚的溫度比核心
的溫度，又會稍微低一點，是因為皮膚表面跟外界有在換
氣接觸。人體的核心溫度，通常是指肛溫，一般常聽到的
正常的體溫是 37℃，指的是體內核心溫度；但是如果用
體溫計量耳溫的話，可能只有 36℃至 36.5℃。

因此，當周圍的氣溫比體溫低時，等於說、周圍的環
境比我們體溫涼一點，這個時候傳導、對流、輻射，在散
熱上都有一定比例的效果。而蒸發流汗，佔身體散熱的比

例只有 26％並不高，但是當周圍的溫度比體溫高時，身體的熱很難再傳到空氣中，輻射也不可能，因為周圍的環境已經比我們熱了，反而環境的熱會被我們吸收。

空氣熱時，對流也不會散熱、傳導也更不可能。所以這個時候最主要就是靠流汗蒸發。像夏天，如果現在外面溫度是 37℃時，人體主要靠流汗蒸發來散熱，萬一水喝得不夠、又不流汗，就很容易中暑了。

脫衣、噴水、開電扇

我們曾收治一位病人，四十幾歲的男性，平常有癲癇病史，那年夏天 8 月，在戶外癲癇發作昏倒，沒有馬上被發現，在大太陽下曬了一陣子。等到被發現時，已經發高燒神智不清，送到急診室的時候，耳溫 39.7℃，換算成肛溫為 40.7℃。我們立即把病人送到中暑降溫中心，脫衣、噴水、開電扇吹，約過了半小時，病人溫度降至 38.5℃，人也變得比較清醒了。

靠蒸發降溫，等於靠自己流汗

夏天要靠自己流汗散熱，便要多喝水，且本身的心肺功能要好，血液循環要好！

在治療方面也運用到這部分，當中暑病人體溫很高的時候，因為蒸發散熱的效果最好，我們會把他身上衣服通通脫掉，只剩內衣褲，然後不停的噴水霧；是把水如霧氣般的噴在病人身上，而不是潑他一身濕透，像剛從水裡撈出來一樣。

因為中暑的人不會流汗，排熱的體溫控制中樞已經失效失靈，救人就須噴水，將自來水裝在一般噴霧型澆花器、調整噴口使其噴出霧狀水珠，朝病人身體噴，讓身上佈滿如霧氣般的小小水珠；等體表濕潤後用電扇吹，製造像流汗一樣的效果，吹風後小小的水珠會蒸發，就會把體熱帶走。

對著病人吹電扇時

● 若是環境溫度約 32℃ -33℃，低於人體皮膚溫度時，可將電風扇吹向人體，加速帶走人體熱量。

● 若是環境溫度高於人體皮膚，溫度超過 36℃時：電風扇必須避開熱源，以免又把熱風吹向病人。

不建議用泡冰水降溫

降溫有兩種：

一種是常用的噴水加電扇吹，另一種是泡冰水。

泡冰水適合在運動場旁邊做以防萬一的準備，當有運動員被懷疑患熱衰竭合併高體溫時，運動場旁邊如果有一個冰水池（類似吹氣的小泳池），趕緊把中暑的人放進去泡在冰水裡面，雖然散熱效果很好，但有個缺點，太冰的時候病人會發抖，發抖反而不利散熱。所以如果泡在冰水裡，又發抖的時候，必須有人要趕緊幫他按摩，促進血液循環，通常需要好幾個人在旁邊不斷幫他按摩，並不方便。

泡在冰水裡的病人需要急救時，在水池裡打點滴或插

管都不方便。如果病人已經呈現中暑狀態，可能會昏迷，可能會大小便失禁，把病人泡到冰水裡面，變成泡在大小便裡面。泡冰水對需要急救的中暑病人而言，其實並不是一個降溫理想的方法。

去年夏天，有位病人有肝硬化及高血壓等慢性病、血液循環不好，雖然已六十多歲，仍必須在工地做工養家。雖然夏天夜晚比較不熱，但是病人家裡沒冷氣，不通風的屋裡只有一台老舊的電扇，吹出來的還是熱風，家裡還是很悶熱。七月初一連好幾天，台北溫度在36℃上下，某天一早八點不到，他騎著摩托車準備要去上工，結果頭暈到受不了，就自己騎車直接到急診室。到急診室時，肛溫已達40.5℃，人顯得躁動神智不清。醫護同仁趕緊脫去他身上的衣物，先噴水、開電扇吹，約一個小時左右，病人肛溫逐漸從40℃降到38℃，神智也逐漸恢復清醒。

這位病人的中暑主要因家裡環境太過悶熱、通風不好、再加上年紀大有慢性病，血液循環差，皮膚流汗散熱功能差，同時連續幾天都曝曬在高溫下工作，可能本來前兩天已有熱衰竭現象，但是沒得到適度的休息，一直不斷累積，就很容易造成中暑了。

　　一旦發生了中暑，無論是自己產熱或是環境太熱，病人核心體溫通常都會超過 40℃，若不立即降溫，緊接著會有神智錯亂甚至昏迷。還好這個案的病人自己警覺不對，沒有再繼續硬撐，趕快就醫，否則中暑錯過「救命的黃金 3 小時」，真的會出人命的。

中暑體溫×時間 ＝受傷害面積

　　中暑嚴重的程度，不是單純看量到的體溫，而是看高體溫所延續的時間。時間和溫度乘起來的面積如果越大，危險性越高，器官受損越嚴重。

　　有位三十幾歲的軍人，並未被處罰、也不是接受體能測驗，是在自我體能鍛鍊時中暑。因為軍中須定期做3000公尺跑步測驗，所以他平常每天都會自我鍛鍊。在夏日某一天上午9點左右，快跑到終點時昏倒了。同袍發現他發高燒、叫不醒，立刻找醫官，測量耳溫39.5℃度，換算為肛溫為40.5℃，醫官及同袍立即依照「中暑防治教育訓練」的標準流程降溫，將他移至陰涼處，不斷噴水並加上電風扇吹。結果病人還在部隊，體溫就已經降到約38℃，人也逐漸清醒，不過部隊還是把他送至三總急診室，住院後檢查發現大部分的機能都正常，但仍然產生急

性腎衰竭，之所以會產生急性腎衰竭的主要原因，是高熱傷害了器官。

以這位軍人為例，儘管平常他都有在自我訓練，為什麼那一天會中暑？就是因為前一天晚上失眠、睡眠不足，凌晨一點多才睡，三點多及五點多各醒來一次，一夜睡得片片段段的不安枕。

在中暑的危險因子裡面，其中有一項是「體質耗弱」，便是指體能差，或熬夜都有影響。所以為什麼平常體能很好的軍人，才上午九點多，太陽並不太大時就中暑了，前一夜的睡眠不足、會使體能變差，心肺功能跟著受影響，皮膚血液循環也會變差，導致排汗減少、散熱變差，所以才導致容易中暑。

當全身水分不足的時候

血液會先補給重要器官，犧牲掉較不重要的器官，皮膚是屬於較不重要的組織，所以全身水分不足時，皮膚血液循環會很差，導致排汗減少。

　　腎臟也是屬於被犧牲的器官之一，通常在血流量不足的時候，身體會先保住頭腦、心臟，使其血管擴張，增加血液循環。反之，會被犧牲掉的腎臟會有血管收縮，血液循環減少，導致血量不足及急性腎衰竭。急性腎衰竭若沒有及時處理，會導致尿毒素增高、肺積水、酸中毒及高血鉀症，嚴重時會死亡。

退燒針劑對中暑降溫無效

　　曾有位運動後中暑昏倒的個案：病人在下午 4 點被緊急送往地區醫院，在急診室發現體溫高達 42℃，合併神智昏迷，醫師給予一劑退燒針及靜脈輸液治療，並做了一些影像及血液檢查，但病情持續惡化，血壓降低、呼吸困難，緊急插管後送往醫學中心接受進一步治療。

　　病人到達醫學中心急診室時，時間是晚上的七時半，體溫高燒達 43℃，除了神智深度昏迷外，血壓極低，雖然迅速做降溫治療，並轉往加護病房，但病人仍死於中暑合併多重器官衰竭。該病人從中暑昏倒，直到被轉送醫學中心的三個半小時就醫過程中，遺憾的是前三個半小時，

病人都未做任何降溫處置與治療，雖有地區醫院的醫生幫他注射了退燒針劑，但對中暑的高體溫是不會有效果的，所以病情才會在惡化後，導致多重器官衰竭而死亡。

感染、中暑，造成體溫升高的機轉不同

退燒針劑只對感染的發燒有效，對中暑的發燒是無效的。感染及中暑兩者造成體溫升高的機轉不同。

感染發燒因病原菌造成發炎反應，刺激體內的發炎細胞產生發炎致熱因子而使體溫升高，退燒針所針對的是發炎反應；而中暑的體溫升高，是大腦的體溫調節中樞失能所導致，所以使用退燒針劑是無效的。

中暑所產生的各種併發症，多半都是熱對細胞及器官的傷害所造成的，中暑的病人若未在 3 個小時內將核心體溫降至 38.5℃以下，死亡率極高。

降溫時間與存活率

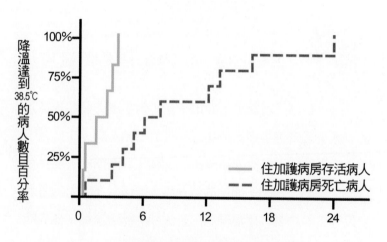

降溫達到38.5℃所需的時間(小時)

　　左邊的這張圖，縱軸代表加護病房中暑病人的核心體溫在 3 小時之內，降至 38.5℃的病人數目百分率，橫軸代表降至 38.5℃所需的時間；綠色曲線代表存活的病人，紅色曲線代表死亡的病人。由此圖可見存活的中暑病人，幾乎百分之百在 3 小時內降至 38.5℃，而死亡之病人只有少部分（約 10％）在 3 小時內降至 38.5℃，因大部分死亡之病人高溫時間都延續超過 3 小時。

中暑嚴重程度，在高體溫所延續的時間

（A圖）溫度高，延續時間短，受害範圍小

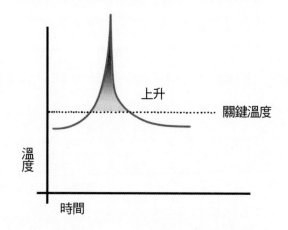

上升

關鍵溫度

溫度

時間

（B圖）溫度高，延續時間長，受害範圍大

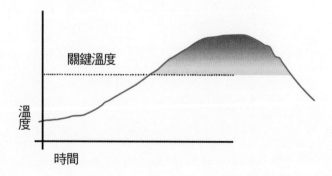

關鍵溫度

溫度

時間

　　A 圖的病人溫度雖然升得很高，約在 44℃ - 45℃，但是高溫持續時間很短，所以受影響面積小。B 圖的病人雖然最高溫點不似 A 圖的病人那麼高，但是高溫持續時間較長，他的溫度 × 時間值，比 A 病人高，所以器官受損程度會較嚴重。

幫中暑病人降溫，你也可以做到

　　根據文獻報導：中暑的病人如果在 3 小時之內，沒有降到 38.5℃以下，這類病人比較容易產生多重器官衰竭，嚴重者甚至可導致死亡。當發現中暑病人，你也有辦法做到的降溫處置——只要在救護車還沒來之前，先把他移到陰涼的地方，脫掉全身衣服，只剩內衣褲，盡速在病人全身噴滿水霧來散熱、幫他搧風，若有冰袋，可將其置放於頸部、腋下、鼠蹊部等大動脈通過之處。救護車來了之後，即使在救護車送醫途中，一樣要不斷以同樣方式降溫。

我的呼籲

　　救護車上最好也擺放一般用來澆花的「噴霧灑水器」，價錢並不貴，但要急救中暑病人的命時，相當好用。

到醫院後的降溫處理

　　病人到急診室後，除了必要之急救外，仍要持續進行降溫，在沒有降溫急救室的醫院，都可以照前面所提的蒸發法——全身噴水霧及吹電扇來降溫，並將冰袋置放於頸部、腋下、鼠蹊部。在三軍總醫院急診室中，有中暑專用的降溫急救室，除有心跳呼吸血壓監測及急救設備外，還配備噴水瓶、電扇、冰毯及冰袋，作為到院後轉入加護病房前降溫急救中繼單位。

只要確診為中暑，病人可直接送往加護病房

　　中暑屬於急重症之一，只要確診為中暑，病人到院後可直接送往加護病房，所有住院手續隨後再辦理，若加護

病房當時無空床，可在急診室降溫及急救，並盡快將加護病房空出床位。在加護病房，除了持續降溫外，其餘和處理其他重症病人之原則相同。降溫方面，除了利用蒸發降溫法及冰袋外，尚可使用冰毯、低溫靜脈輸液（輸液的溫度等同室溫）。文獻曾報導過：使用連續性靜脈至靜脈血液過濾術，補以大量低溫補充液，也有很好的降溫效果。

　　降溫的過程，必須測量肛溫才能代表核心體溫，因為中暑時耳溫或腋溫會低估核心體溫，在三總的加護病房有專屬中暑急救床，配備各種降溫設備，並有置放於病人肛門之導線，連接至電腦監視器，可及時監控每一秒鐘的溫度變化，有時在急救降溫過程可見病人之體溫由 41℃、40.9℃、40.8℃……38.7℃、38.6℃、38.5℃……逐漸下降，病人的神智也隨著溫度的下降，逐漸清醒，過程非常戲劇化。

中暑的預後

　　決定中暑病人的預後，要看他處於高溫的程度和持續的時間，最重要的是快速降溫，且在熱衰竭發生時，便要立即啟動降溫的動作。在 2009 年的《軍事醫學》雜誌，

曾發表對中暑預後的報告指出：核心體溫能在 3 小時內降至 38.5℃的病人，他的預後較好，反之，死亡的病人多半未能在 3 小時內將體溫降至 38.5℃。

2009 年，美國陸軍醫院對 12 年中的 28 位中暑病患所做的研究顯示：所有的中暑病人都有腦病變及多重器官衰竭，有 9 位（32.1％）病人產生瀰散性血管內凝血（disseminated intravascular coagulation, DIC），住院中的死亡率為 7.1％，死亡的病人多半有瀰散性血管內凝血，該研究顯示：當病人有瀰散性血管內凝血時，死亡率將大大的被提高。

第四章

中暑的併發症

中暑致病機轉

外在環境的熱會
直接傷害細胞

飲水不足

血液灌流不足

橫紋肌溶解

急性腎衰竭與
多重器官衰竭

全身性血管內血液
凝固致器官出血

神智異常、躁動的腦病變

認知功能障礙是中暑的併發症之一，病人會產生注意力不集中、記憶變差、完全癡呆、人格情感的改變、智力受損，情緒不穩、易受刺激。中樞神經系統、腦神經細胞是一對熱或各種傷害非常敏感的組織；所以少數病人受損後，不能完全恢復，因而會產生中樞神經系統的後遺症，例如認知異常、智力減退、小腦功能異常、步態不穩等等。

體溫高到一個程度，神經系統開始不會運作

打個比方，生猛的活海鮮烹調會死，是被熱死的。人也一樣，沒有辦法承受超過標準體溫太高的溫度，細胞會被燒壞、甚至燒死；當體溫高到一個程度，身上的神經系統便開始不會運作。讀者朋友不妨回想一下，有沒有生病

發燒到 39℃的經驗？記憶中頭很暈、渾身無力、全身非常虛弱。萬一燒過 40℃，可想而知有多不舒服，所以腦細胞有被燒壞的風險，會神智異常、躁動昏迷，甚至像神經錯亂般打人。

曾有過個案，部隊中有個中暑的新兵，當年對中暑宣導的認知非常不足，長官不知道他已經中暑了，對他怪異的行為責罵外還加以處罰，結果他揮拳就打長官。想想看，新兵誰敢那麼大膽打長官？揍完長官後，就在操場裡狂奔亂跑，跑到昏倒休克，雖然緊急送醫，但仍然因中暑的併發症死亡。

別忘了，搶救中暑降溫的黃金時間，只有短短 3 小時。高溫高熱，不僅會把神經細胞燒壞、腦細胞熱壞，再嚴重下去熱到腦幹、生命中樞時，可能就會有血壓降低，呼吸停止的後果。

瀰散性血管內凝血

　　瀰散性血管內凝血，醫學術語爲 DIC（disseminated intravascular coagulation）。

　　中暑造成的瀰散性血管內凝血，原因爲高熱破壞了血管內皮細胞，刺激組織因子，造成一系列凝血反應。組織因子原爲身體對出血的保護機制，當皮膚被劃破出血時，會刺激組織因子，活化各種凝血因子，並吸引血小板聚集，刺激凝血，使出血的傷口止血。

　　當血管內皮細胞受到熱傷害的時候，會傳送一個受傷的訊息，於是很多組織因子就聚集過來、造成血小板聚集及一系列的凝血反應。而因熱所造成的血管傷害，是全面性的，範圍很大，當一系列凝血反應被活化後，會用掉極大量的血小板及凝血因子，造成了兩種後果——

「血栓」與「出血」

　　當大量血小板凝結會產生血栓，血栓可隨著血液循環到全身大、小血管，造成各器官的栓塞，譬如腦中風、肺栓塞、心肌梗塞、腎血管栓塞、深部靜脈栓塞等等。其次是，當大量血小板聚集及凝血因子被吸收形成栓塞，會使血小板及凝血因子不足，易造成如腸胃道、呼吸道、傷口、打針位置等的出血。因此，血栓及出血可造成器官傷害，包括了腎衰竭、肝衰竭、呼吸衰竭、休克及中樞神經功能的異常。

肝、腎的衰竭

　　中暑病人會發生肝衰竭，主要也是因爲高熱造成肝細胞的損害。肝臟有合成白蛋白、脂蛋白、凝血因子及排毒的功能，而肝衰竭後病人會有黃疸、肝功能指數（AST, ALT）上升、血液白蛋白下降情形。凝血因子不足後，病人容易出血，肝毒上升後病人可造成肝昏迷。

　　腎臟則是對熱很敏感的器官，中暑的病人造成腎衰竭主要原因，一是「熱」的傷害；另一樣是「水分不夠」。熱，會把腎臟細胞燒壞；而水分不夠，腎臟會缺血，無法製造尿液，無法排毒、排水、排酸及排鉀離子。因此病人會有尿毒素增高、肺水腫、酸中毒及高血鉀症的發生。

器官組織衰竭的後遺症

　　大部分中暑病人的腎衰竭都能恢復，有些病人卻只能

恢復一部分，血液腎毒素可能比正常人值稍高。最嚴重的
病人可能要終身洗腎，好在這種情況比較少。

　　至於肝衰竭、呼吸衰竭、心肌損傷、橫紋肌溶解、電
解質異常等現象，如果病人能恢復的話，大部分這些器官
或組織損傷也都能完全恢復。

肺水腫

肺水腫有兩種，一種是心因性，一種是非心因性。

心因性肺水腫

大家先來複習高中生物課學過的血液循環：

全身的靜脈血液，最後由大靜脈匯集至右心房、右心室，之後經由肺動脈流至肺臟得到氧氣，再由肺靜脈流至左心房、左心室，最後由主動脈供應至全身。各種不同的心臟病，當病情惡化，造成心臟衰竭時，血液無法完全由大動脈輸出至全身，會回堵在肺臟，造成肺水腫，這種因心臟衰竭造成的肺水腫，即稱之為「心因性肺水腫」。

非心因性肺水腫

非心因性肺水腫，顧名思義，表示不是心臟的病變造

成，患者多半心臟是健康的，因非屬於心臟本身的疾病，
為外在因素所造成，譬如肺炎、溺水、敗血症、休克、中
暑等等。

　　中暑的病人，因高熱影響肺血管的通透性，致使肺血
管的血液滲出到肺泡及細支氣管，造成了非心因性的肺水
腫。非心因性的肺水腫會形成呼吸衰竭，也就是所謂的急
性呼吸窘迫症候群 (acute respiratory distress syndrome)。
此時就算吸入了 100%的氧氣，病人的血氧也很難維持，
死亡率是極高的。

心肌損傷

　　在中暑病人中，可能因高熱而產生心肌損傷，有時候會造成像心肌梗塞一樣的變化。心臟的功能主要靠心肌的收縮，將血液由左心房輸出至主動脈，供應全身所需，心肌燒壞時收縮力會極度減弱，造成心臟衰竭，血壓降低，組織缺氧及休克。

被誤診為急性心肌梗塞的中暑病人

　　但中暑病人的冠狀動脈並沒有阻塞，和一般心肌梗塞病人因冠狀動脈狹窄阻塞所造成的病變不同，不需做心導管檢查，也不需做冠狀動脈氣球擴張術，或血管支架置放術治療。若中暑病人能及時降溫，並施以適當治療，他的心臟功能多半在 3 天內即可恢復。

被誤診為急性心肌梗塞的原因

中暑病人有心肌損傷時，血液心肌的酵素會增加，心電圖檢查會有心肌梗塞的變化；做心臟超音波檢查，可見心臟收縮力下降，有時會被誤診為急性心肌梗塞。

2013 年 5 月，有一位義務役的士兵，下午三點多時做刺槍術操練，結束後稍做休息，五點左右打掃環境時，突然昏倒、抽搐。被送到醫務所時體溫 40℃，馬上送到醫院急診室，診斷為中暑。立即降溫，並住入腎臟科加護病房接受進一步治療，當時有多重器官衰竭，第二天病人心肌酵素升高，心電圖有心肌梗塞的變化，心臟超音波檢查顯示心肌收縮功能極度降低。

會診心臟科後，心臟科醫師初步診斷為「急性心肌梗塞」，需要緊急做心導管診斷及治療，但我持不同意見，認為不需做心導管檢查。

理由有二：

第一，病人過去相當健康，並沒有心臟血管相關疾病

病史，且無危險因子，有冠狀動脈狹窄之可能性極低。

　　第二，病人當時因有瀰散性血管內凝血，血小板數極低，容易出血，做心導管危險性極高。

　　經過和心臟科醫師討論後，病人並未做心導管檢查，經過降溫及急重症病房的積極救治，3天後心肌酵素、心電圖及心臟功能完全恢復正常。這個病例顯示中暑病人當產生心肌損傷時，他在臨床變化上可類似急性心肌梗塞，但不需做心導管檢查，只需快速降溫、維持水分電解質平衡，以藥物維持呼吸、血壓及其他生命徵象穩定，等「熱」所造成的傷害恢復後，心臟功能多半也能完全恢復。

中暑的心肌損傷

　　中暑的心肌損傷，會造成十分類似於心肌梗塞的變化，有時候連心臟科都會誤以為是急性心肌梗塞。萬一做心導管檢查，需要在大動脈放入一條導管，而中暑的病人極易出血，在檢查過程中，可能會因大出血危及病人生命。

電解質異常

中暑病人可能會有高血鈉、低血鈉症，或血鈉正常，完全依個人中暑前流汗及補充水分狀況而定。

鈉離子的異常

雖然流汗時可流失電解質，如鈉、鉀、鎂等，但汗液中電解質的濃度比血液低，以鈉離子而言，血中濃度約為135-145 mmol/L，而汗液中鈉離子濃度約為30-65 mmol/L，若病人流失大量汗液而未補充水分時，血鈉會被濃縮造成高血鈉症；若只補充水分而未補充電解質時可能造成低血鈉症。若汗液流失量不大，或大量流汗補充水分及適量的電解質，則血鈉可為正常。

若中暑病人有輕微的低血鈉時，鈉離子濃度為125-135 mmol/L，通常不會有神智上的變化，可能只會有虛

弱、頭暈、食慾不振等症狀。但當血鈉降至 125 mmol/L 以下時，可能隨血鈉下降的嚴重程度而影響神智。根據文獻報導，曾有過一項對 1,200 名中暑病人做的研究，發現 32％的病人有低血鈉症，17％的病人會發生高血鈉症，51％的病人，血鈉值正常，所以低血鈉在中暑病人並不算罕見。

其他電解質的異常

中暑病人可能因為──

- 汗液電解質流失，造成低血鉀、低血鎂症。
- 可能因橫紋肌溶解，鉀離子及磷離子由肌肉釋出造成高血鉀及高血磷。
- 可能因大量的鈣，沉積在肌肉造成低血鈣。
- 若病人合併有急性腎衰竭無尿液排出時，鉀離子無法由尿液排出，將加重高血鉀症，造成心律不整，嚴重時會危及生命。

腸胃道功能異常

　　腸胃道症狀方面，中暑病人輕微的，可能會出現噁心、嘔吐、吃不下；嚴重會因爲全身水分不夠、心輸出量不夠、腸胃有時候會缺血；當腸胃缺血嚴重，有時候會導致腸道壞死。曾經在高雄國軍總醫院有一個病例，是因中暑造成腸道缺血壞死、腸道破裂，後來經過緊急手術開刀，才撿回一命。

中暑的其他併發症，都可造成腸胃道出血

　　若因中暑造成肝衰竭，會使肝臟製造的凝血因子不夠；若合併瀰散性血管內凝血，會使血小板及凝血因子不足，這些原因一樣都可造成腸胃道出血。

腸胃道症狀在中暑恢復後

　　病人在飲食方面要注意：如果是中暑或熱衰竭，恢復飲食要循序漸進，剛開始要先吃比較容易消化、不油膩的食物，再慢慢的回復正常。若是熱衰竭，約一兩天即可恢復；但中暑的病人就要超過一個禮拜，或甚至更久。

橫紋肌溶解症

　　人體的肌肉主要可區分爲橫紋肌、心肌、平滑肌；橫紋肌所指的是「骨骼肌」。

　　橫紋肌溶解症（rhabdomyolysis）會造成「肌球蛋白尿症」（myoglobinuria），當疾病發生時，大量的肌球蛋白（myoglobin）由溶解的肌肉釋出至血液，再經由尿液排出，因此尿中含有大量之肌球蛋白。

 肌球蛋白會對腎臟造成傷害

　　肌球蛋白會對腎小管的上皮細胞造成直接性的傷害，也會造成腎臟的血管收縮。而當病人身處於體液不足，或酸性體內環境之下，肌球蛋白容易在腎小管中形成結晶，

進而阻塞腎小管，因此橫紋肌溶解症常造成急性腎衰竭。

　　人體的肌肉組織，約佔身體體積的 40％，一旦肌肉組織因內在的代謝異常、外在的感染、缺血等所造成的發炎反應，將導致橫紋肌溶解的發生。若無法及早發現及早治療，嚴重的情況下，會導致急性腎衰竭而危及生命。簡單來說，橫紋肌溶解症是急性的肌肉細胞壞死，導致大量的肌球蛋白，進入循環系統而造成的傷害。

臨床上最常見的症狀

- 肌肉腫脹、壓痛、溫度略升高。
- 肌肉緊繃、患側肌肉無力。
- 肌肉被動拉扯時疼痛。
- 若在下肢，可能有步態不穩。

　　局部性的紅、腫、脹、痛、僵硬之外，肌肉雖然疼痛，但不會抽筋，嚴重時可能會出現全身無力、尿液呈棕褐色類似「可樂」般的顏色、急性腎衰竭，甚至昏迷。做實驗室檢查時，可發現尿液中肌球蛋白增加、血中肌酸酐及尿素氮上升，且合併高血鉀、高血磷、低血鈣、高尿酸

及血中的肌酸磷酸激酶（CPK）的上升。

傳統型中暑的橫紋肌溶解症

傳統型的中暑，病人是因為熱，把肌肉燒壞了；肌肉溶解後會釋放出肌肉的酵素，肌肉酵素升高，在受損後1-2天達到最高點，當肌肉酵素很高時，代表肌肉受損嚴重，會導致肌肉無力。通常在天氣高溫時做激烈運動、肌肉過度使用，比方行軍、長途健行、跑馬拉松；或是肌肉受到創傷、擠壓、撞傷、燒燙傷、過度肢體體罰；或較長時間的昏迷都可能把肢體壓傷，這些都會發生橫紋肌溶解症。

其他會導致橫紋肌溶解症的病因，還有多發性肌炎、皮肌炎、低血磷症、癲癇、低血鉀症、感染、遺傳性酵素不足、高燒、不當使用利尿劑、鎮靜劑、降血脂藥，或吸食安非他命、嗎啡、麻醉劑、古柯鹼等毒品，或受到毒蛇、蜜蜂、昆蟲、蜈蚣、蠍子咬傷，重金屬、氰化物（cyanide）、甲苯（toluene）等的毒害。

運動型中暑的橫紋肌溶解症

以運動型的中暑來看，橫紋肌溶解會更嚴重！

因為運動本來就有熱，再加上「劇烈」運動，橫紋肌溶解會更嚴重，正常的肌酸磷酸激酶為 200(U/L) 以下，運動型中暑的病人，肌酸磷酸激酶可高達數萬。

經過治療的橫紋肌溶解，大部分病人會完全回復，但還是有少數病人部分壞死之肌肉不能回復，會產生肌肉無力之後遺症。

橫紋肌溶解的恢復過程

約需數週時間，要等肌細胞慢慢的再生。如果受損的肌肉範圍很小，肌肉無力之症狀較不明顯，且透過訓練，剩餘健康之肌肉可增加強度，彌補少數受損肌肉之不足。但若受損範圍太大，不但外觀可明顯看出肌肉萎縮，且會有明顯之肌肉無力。

　　曾有病人很緊張的問：「橫紋肌溶解，對骨關節會不
會有影響？」

　　不會！造成橫紋肌溶解的各種原因，都不會對關節造
成影響。

第五章

熱傷害的高危險因子及預防

　　常處在高溫高濕的海島，政府必須要有專責單位與政策，要有完整衛教計畫、普及民眾的宣導熱傷害與中暑的相關資訊，要有急救應變的培訓。

　　那麼是不是該去責成各個醫院、包括救護車上，都要有基本降溫的設備？如噴霧型灑水器、或者第一線的救護人員，都該受過中暑病人的降溫訓練，而各急診室的醫護，都要有中暑搶救的基本知識。

環境因素

外界環境為造成熱傷害很重要的因素，特別是氣溫與濕度的變化組合。

高溫與高濕

還記得本書在第一章提曾過的濕黑球溫度（web bulb globe temperature）嗎？濕黑球溫度是評估環境熱傷害危險標準的指標，通常在市面上可購得的制式濕黑球溫度計，可直接測量得到環境熱傷害危險標準的數值。

標準濕黑球溫度計價格不便宜，一般學校或訓練機構大多無此配備，只有特殊訓練機構或工廠才有。沒有濕黑球溫度計時，也可使用環境溫度、濕度數據，計算出一綜合熱指數。例如：

氣溫 34℃、濕度 60%時，熱指數計算方式為：

34℃＋（60%濕度 × 0.1）＝ 40

烈日下沒發動的車內溫度有多高

我在美國留學的時候，就讀的 University of Ken-tucky，有個發生在盛夏的真實悲劇：一對夫婦只有一輛車，他們有個小嬰兒約一歲多，他們每天一早的例行行程是這樣：先生跟太太一起先送小孩到托嬰中心，之後先生送太太去上班，然後自己再開車去上班。

有一天早上，太太公司有事要早點去開會，每天一早的固定行程就臨時改變了，先送太太去上班，送完太太上班之後，先生就習慣性的直接去上班了，睡著了的嬰孩被放在後座，先生完全忘記了。一向比較早下班的太太，會先去托嬰中心接小孩，結果那一天太太去接小孩時，托嬰中心保姆說：「沒有呀？今天你先生沒有把小孩送來呀？」太太急忙打電話給她先生：「我來托嬰中心接小孩，聽說你今天沒有把小孩送來？」她先生一聽大驚失色，飛奔到路邊停車場，小孩已經早沒呼吸心跳，活活被悶在車裡，熱死了。

　　美國曾有研究，統計 1995 年 1 月至 2002 年 12 月，5 歲以下兒童，留置在車內而熱死案例共計 171 人，其中有 27％的小孩，是自行進入未上鎖的車內，然後卻被反鎖。73％是因為大人的疏忽，將孩子遺忘在車內，而這 73％的 125 個小朋友中，有 32 個小孩，家人本該將他送到托兒所，卻因種種因素而將孩子「忘記」在車後座，偏偏這些小孩多在不吵不鬧的睡眠中，大人就直接去上班了；直到下班後到托兒所接不到小孩，才猛然想起車上的孩子，悲劇連挽回的機會都沒有。

　　臺灣在夏天，也曾發生托兒所老師一早接完小孩到校後，沒點人數進教室，把一個睡倒在後座的小孩給忘了，一整天下來，也沒問家長小朋友是不是有請假？等下課大家準備要搭娃娃車回家時才發現，枉送掉小孩的一條小生命。類似這樣的案例，在美國 1995 年 1 月至 2002 年 12 月的研究中，便有 22 個小孩，因托兒所老師或司機將他給忘在車上而被活活熱死。

豔陽下沒發動引擎的車廂高溫

一般消費者當然不會去測量夏天汽車內的溫度，但對於汽車相關產業的廠商來說，這是一定要去面對和處理的課題。

根據實測：

當氣象報告氣溫為 30℃的時候，中午開車，即便有開空調，擋風玻璃溫度可以高達 35℃ - 50℃，且還要看陽光的角度、空調溫度和風向等而有所不同。

若停在路邊，熄火關閉空調，烈日當空照射下，車內溫度則可高達 70℃以上。若是氣溫再飆到 35℃以上，擋風玻璃溫度更可能高達 80℃以上，車內溫度雖不如擋風玻璃高，但也可能達 50℃以上。

曾有廠商在夏天的屏東，測到車內 90℃的高溫，連在台北、台中，靜止沒開動的車內溫度也輕易超過 80℃。這樣的密閉空間高溫，難怪年年總有新聞報導：粗心的父母或娃娃車的老師，不小心把小孩遺忘在車上，造

成多起的小孩被活活烤死的悲劇。猶記得去年秋初九月天，正當秋老虎發威，有位年輕的爸爸沉迷電玩，把6個月大的小女嬰獨留在車內超過4小時，雖然他說有先開空調讓車內降溫再熄火，且在車窗邊留下縫隙，但等他玩了半天回車上時，小女嬰早已回天乏術了。

　　不信車內高溫如此驚人的讀者朋友，可以去買一台有測溫度功能的三用電表，自行測量看看，會發現夏天車內溫度，真的超乎想像的高。帶小孩出門的父母、娃娃車的接送員，下車鎖門前，請記得還是要回頭多檢查一下車廂，有些小孩累了隨身往座椅一躺就呼呼大睡，會讓粗心的大人犯下難以彌補的憾事。

避免悲劇發生的建議

- 提醒父母當汽車不使用時上鎖。
- 勿將兒童單獨留在車內。
- 發揚守望相助美德，發現兒童獨自留在車內時，立即通知警方或設法將其救出。
- 兒童走失時，先從汽車內找起。
- 教導兒童車內不是用來玩躲貓貓、遊戲，或睡午覺

的地方。

- 教導父母未開冷氣的車內，很容易達到「溫室效應」，造成短時間內車內溫度升高很快。

- 父母要有提醒自己「小孩仍在汽車後座」的方式，如擋風玻璃下放洋娃娃時，代表小孩在車後座，若先送完小孩才去上班，可先把公事包放在後座小孩旁邊，才會記得打開後車門。

政策及規則之修訂

- 建立托兒所缺席兒童標準作業程序：當兒童未按時送到托兒所，老師必須打電話詢問父母確認。

- 商店或購物中心的停車場需派人定期巡視，注意是否有兒童單獨留在車內。

- 政府可委託民間組織或學術單位，研究及統計過去兒童留置車內熱死各種因素之分析及探討，以幫助政府做法規的修訂、社福單位政策的制定，及車廠汽車製造設計改良的參考。

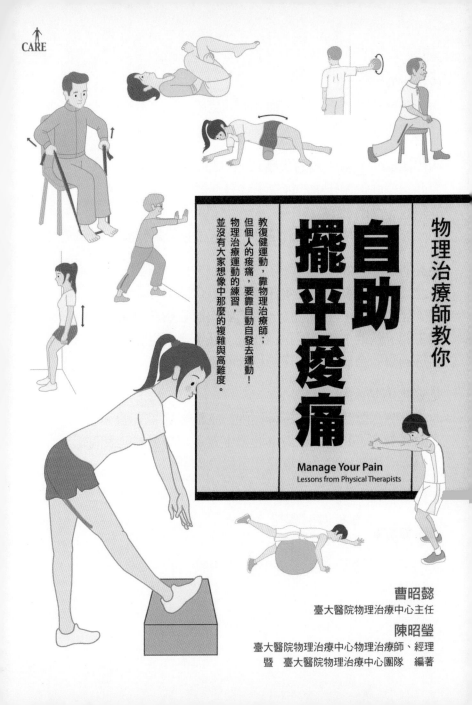

物理治療師教你

自助
擺平痠痛

教復健運動，靠物理治療師；
但個人的痠痛，要靠自動自發去運動！
物理治療運動的練習，
並沒有大家想像中那麼的複雜與高難度。

Manage Your Pain
Lessons from Physical Therapists

曹昭懿
臺大醫院物理治療中心主任

陳昭瑩
臺大醫院物理治療中心物理治療師、經理
暨　臺大醫院物理治療中心團隊　編著

熟齡醫學

成功老化 $220

台北榮總高齡醫學中心主任 陳亮恭／著

老化要成功，才能安享天年，才是一生真正的成功！

西出陽關——無故人的失智歲月 $320

台北榮總高齡醫學中心陳亮恭主任、劉建良主治醫師／合著　鄧雪峰教授 ／畫作提供

如果家屬對失智過程是清楚的，病人不見得需要靠藥物來過生活。

最高肌密　$280

台北榮總高齡醫學中心主任 陳亮恭／著

肌少症的麻煩，在30歲後，我們肌肉無聲無息的流失，後續影響如失能、跌倒、功能退化、住院、甚至死亡也難倖免。還好肌少症透過醫病合作，肌肉是可以練回來的。

是老化還是疾病 $250

北市立聯合醫院和平院區神經內科主治醫師 劉建良／著

高齡趨勢下，如何判斷與協助發生在長輩身上的健康問題。

2014年衛福部國健署【健康好書推介獎】

樂齡好滋味・楊玲玲的幸福餐飲 $350

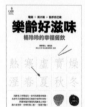

藥學博士 楊玲玲／著

電鍋+果汁機，

銀髮族的營養美味三餐輕鬆做。

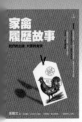

家禽履歷故事 $280
資深名廣播主持人 張馨文／著
從農場到市場到餐桌，標示生產履歷來源的產品，對食
安來說，是採買時人人必需要懂的生活常識。

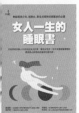

女人一生的睡眠書 $350
資深睡眠心理師詹雅雯／周舒翎／林晏瑄／林詩淳 合著
全世界的失眠人口女大於男，實為女性在一生中有幾個
重要階段，會因身心狀態的改變而引發失眠。

中西醫併治

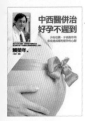

中西醫併治‧好孕不遲到 $320
台北市立聯合醫院陽明院區中醫婦科主任 賴榮年／著
少些花費、少些副作用、多些達成順利懷孕的心願。

中西醫併治‧夾擊乳癌 $380
美國愛因斯坦醫學院博士‧陽明大學生理所教授／ 賈愛
華、臺北市立聯合醫院中醫婦科主任／ 賴榮年 合著
西醫不論是手術或化放療，無一不是在對身體進行「大
破」的除惡務盡，而中醫隨行的整合併治，是戰時補
給，戰後「大立」的體能重整。

有待汽車製造商的研發

● 改變設計，使兒童不易自行進入車內。

● 設計警示裝置，當車子由外鎖上時，若兒童安全座
　椅感受到重量會發出警報，或車內噪音超過一定分
　貝時，如有兒童哭鬧聲時會發出警報。

政府立法

　　若家長大意疏忽，留置兒童單獨在車內，需有明確罰
則，並加強普及熱傷害及中暑可能致命的衛教。

　　嬰幼兒對熱傷害的忍受能力極低，只要短時間處在高
熱環境。即可造成中暑及多重器官衰竭，嚴重者可導致死
亡。雖然後果極嚴重，但這種傷害是可避免的，希望透過
政府之立法、社福單位政策的制定及宣導，汽車製造商能
對保護兒童設計多設想，才能使此種傷害降至最低。

高溫下長途騎摩托車

　　大太陽下長途騎摩托車也容易中暑，因為頭戴安全帽
不容易散熱，長時間悶在高溫中裡，神經系統對熱的敏感

度更高，長途騎車途中的休息與補充水分很重要。

 ## 特別是重機車騎士

　　重機車騎士防摔裝備的衣物是不太散熱的，他們又喜歡挑戰翻山越嶺、長途跋涉，在高溫的夏秋之際，預防中暑的常識一定要懂。

影響排汗的行為

　　「他經常跑 42 公里的馬拉松啊，他才 35 歲，身強
體壯，現在不過才 5 月份，怎麼可能就中暑到呼吸衰竭、
腎衰竭？要送加護病房治療？還要洗腎？」這位病人的家
屬嚇壞了，病人在跑抵終點時，休克、神智昏迷、發高
燒，馬上被送到我們醫院的急診室。

　　「是呀，他今天參加的，也不過是內湖區越野 10 公
里的馬拉松比賽而已。」陪伴送醫的友人急得直抓頭。

　　病人清醒後，他虛弱的告訴醫師：「比賽前幾天工作
很忙，我熬夜趕工，晚上都只睡三、四個小時。本來有在
想好累喔，是不是這次放棄不跑了，可是已經報名了，自
己還呼朋引伴參加，缺席太不夠意思了。反正我常跑 42
公里的馬拉松，這次不過才 10 公里，小 case 啦，想撐一
下就跑完了，沒想到搞成這麼大條，小命差點給搞丟了，

眞是糗到爆了。」好在他及時送醫急救，經過 3 天悉心醫治，痊癒出院。

但是國外文獻上記載的這位運動選手，就沒這麼幸運了：有位德國划船比賽的選手，他們參加比賽之前會量體重來分等級，就像拳擊賽有重量級、中量級、輕量級、羽量級等等。而這位選手想在比賽之前先減重，為了要達到減重的效果，在夏天天氣很熱時，故意穿得很多、穿得很厚去跑步，讓自己大量的流汗。結果昏倒、發高燒被送到醫院，已產生中暑合併多重器官衰竭，雖住入加護病房接受急重症治療，仍然回天乏術，3 天後就過世了。

從這兩個病例不難發現，即便是熱愛運動或本身就是運動員，有些人對熱傷害的觀念，還是模糊的，影響排汗的順暢與否，是造成熱傷害很重要的原因之一，這些危險因素包括了：

睡眠不足

像這位年輕人，明知睡眠不足，還自以為體能、運動量跟之前生龍活虎時一樣，撐一下沒問題，是大大的錯估了。在高熱的狀態下，身體產生很多熱能，或者是外界環

境很熱，身體要排熱時，得要有大量、足夠的血液循環供應皮膚的微血管。所以當睡眠不足的時候，心肺功能變差，血液循環不好，皮膚排熱功能差，當然就容易中暑。

小心腹瀉

腹瀉會流失水分，這是大家都熟知的。水分流失多了就不能排汗，所以提醒腹瀉的朋友，熱天若還在外奔波，就很容易中暑。舉例來說：軍中曾有士兵參加 3000 公尺跑步體能測驗，他一向都沒問題，能精神抖擻的跑完，但因為腸胃型感冒而腹瀉不停，結果那一天尚未跑到終點就中暑了。

不適當的穿著

冬天寒冷時，大家都知道要穿厚重保暖衣服保持體溫以禦寒，但夏天則相反，因天氣熱需排汗及散熱，須穿寬鬆輕薄衣物，運動時也一樣，須根據天氣及運動量調整適當衣物，以利散熱。

使用抑制排汗的藥物

散熱需要排汗，哪些藥會抑制排汗？

比較常見是治療流鼻水的感冒藥、治療水腫或高血壓的利尿劑；某些抑制腸胃蠕動藥物或精神科用藥，也會抑制排汗；治療高血壓及心臟病的乙型阻斷劑，會減低皮膚血液循環；治療憂鬱症的鋰鹽可造成水分及鹽分之流失；以上這些藥物都不利排汗。

若是由醫師開立的處方藥，藥袋上都會註明副作用，比較令人擔心的是民眾自行到藥房購買的成藥，是否有抑制排汗的副作用？一般民眾並不清楚。

容易誘發中暑之藥物

- 因抑制膽鹼激素作用（Cholinergic effect）而減少排汗功能的藥物，例如腹瀉、腹痛服用的藥物。
- 抗組織胺（Antihistamine）：Vena、CTM、Bonamin 乙型神經阻斷劑（Propanolol、Tenormine），例如感冒、鼻塞服用的藥物。
- 因刺激新陳代謝而增加身體熱量產生的藥物，如甲

狀腺補充劑、安非他命、三環抗憂鬱劑、吸入性麻醉劑。

英國利物浦，一位有經驗的 29 歲馬拉松選手，在跑完 13 英里後昏倒被送往醫院。當天的氣溫才 19℃，相對濕度 30%。但這位選手在參賽前一週，因為感冒喉嚨痛，吃了一個禮拜的止痛退燒藥，參賽前一晚，卻喝了 6 罐啤酒。醫師追問病人家屬，他的母親說：「在參賽當天早上，他並沒喝任何飲料。」但跑到最後 5 英里時，這位年輕的馬拉松選手，已被發現舉止異常。當他被送到醫院時，已呈現昏迷及四肢發紺現象，體溫高達 40℃、皮膚乾熱、檢查結果發現有急性腎衰竭、代謝性酸中毒、肝衰竭及瀰散性血管內凝血，雖經 3 天加護醫療，仍死於中暑合併多重器官衰竭。

這位才 29 歲的選手，雖然常參加馬拉松比賽，但在比賽前一週可能因感冒體力較差，心肺功能減低；比賽前一天晚上又喝了 6 罐啤酒，影響身體調節體溫之功能；比賽當天早上又沒喝水，導致水分不足，影響排汗散熱；這些都是導致他喪命的危險因子。

嗑藥、喝酒

服用古柯鹼、搖頭丸、安非他命、減肥藥麻黃素，會刺激交感神經系統，使心跳加快、血壓上升，體內會大量產熱，如果又身處吵雜、悶熱不通風的場所，比方夜店，極易產生類似中暑的熱傷害。曾有新聞報導，有年輕人在夜店嗑藥又喝酒，結果暴斃的案例。喝酒會導致利尿作用，使水分不足影響排汗，也會抑制中樞神經系統，影響體溫調節功能。但茶和咖啡利尿作用較輕微，不致影響排汗。

在美國有這樣的一個知名案例：2003 年 2 月，美國職棒金鷹隊（Baltimore Orioles）的投手貝齊勒（Steve Bechler）在球隊春季訓練場上，因為面色慘白、頭暈難耐，被送往醫院。當時肛溫為 42℃，經過整整一夜的緊急搶救後，還是無力回天。醫師診斷貝齊勒的死亡原因是：「中暑導致的多重器官衰竭。」但根據當地氣象台的報告，當時的氣溫完全不到使人中暑的水準，氣溫約在 8-10℃，相對濕度 70％，後來在貝齊勒更衣室的衣物櫃裡，發現了一瓶食用的麻黃素。這種藥物多半被用來控制

體重，但是很容易導致中暑和心臟問題。

　　麻黃素常被用來當減肥藥，但其可刺激交感神經，使心跳加快、血壓上升、皮膚血管收縮，不利排汗，因此在運動產熱的狀態下，極易中暑。貝齊勒的死因極有可能是因為服食麻黃素加上運動，而導致中暑的發生。

慢性病

　　「他又沒在大太陽下扛東西，只是在五樓到一樓的樓梯間上上下下，幫忙搬裝潢拆除的建材，怎麼就會中暑走了呢？」病人妻小傷心的抱在一起痛哭。

　　我們追蹤發現，這位年過半百、家境不好，需靠打零工過日子的男性，有慢性肺病、糖尿病、肝硬化病史，病人的心肺功能不好，皮膚的血液循環散熱也會比較差。

運動超過體能負荷，體能佳者也可能中暑

　　在臺灣軍中，曾發生軍人夏天接受操練導致中暑死亡案例，在英國，也曾發生軍人大熱天被操到送命的事件。英國後備役部隊（Territorial Army）約 900 名士兵，2013 年 7 月 13 日，在布雷肯畢肯斯山區接受包括「負重

急行軍」特訓，當天氣溫約攝氏 30℃，結果 6 名士兵中暑送醫，其中兩人不治死亡。

布雷肯畢肯斯山區在威爾斯南部，海拔近九百公尺，這裡設有步兵戰鬥學校，同時也是英國名聞遐邇的特種部隊「陸空特戰隊」（SAS）選拔新血的特訓中心。英國陸空特戰隊的甄選訓練非常嚴格，課程之一是三天急行軍，一天要走 64 公里，參加者必須戴頭盔，穿著長袖軍服，攜帶武器、彈藥、無線電、配給乾糧與 6 公升的飲水，背負重量至少 20 公斤，並於極崎嶇的地形快速前進。

這批士兵年齡在 19 歲 -25 歲，7 月 13 日那天，天氣炎熱，雖然山區高度將近九百公尺，氣溫仍達攝氏 30℃，部隊行軍到半途時，6 人先後中暑病倒，軍方出動救護直升機將他們送醫，但其中兩人到醫院時已經回天乏術。一位英國軍方消息人士表示，陸空特戰隊選拔過程非常嚴格，而年輕人即使被操練到超過他的能力範圍，往往也不願承認自己不行。但是如果帶隊指揮官經驗豐富，應該要能在士兵出現不適徵兆時，立刻發現並及時處理。這案例顯示雖然體能極佳之年輕人，若在炎熱天氣運動或操練超過體能負荷也有可能中暑。

跑馬拉松，也是導致中暑的高危險活動

2015 年 3 月 15 日，美國洛杉磯的馬拉松路跑，由於天氣因素，有 36 位參賽者因熱傷害住院；這次的比賽共有 22,846 個人參加，有 22,310 位跑完全程。但因天氣因素，主辦單位決定提早半小時開始，當時溫度為 23.5℃，但接近中午時，溫度升至 33℃，當天共有 185 個人因輕重程度不等的熱傷害到醫務站求助，其中有 36 位住院治療，包括一位 60 幾歲的老年人，他在 35 公里處昏倒、心跳停止，經急救後送加護病房治療。

加州的洛杉磯市，往年在同一時期溫度很少超過 30℃，那天中午有 33℃高溫較不尋常，由此事件來看，可見馬拉松賽事前氣象預報的重要，若主辦單位未依照氣象預報，先得知中午溫度較高而提前開跑，則可能有更多人因熱傷害住院。

在國內，一位 36 歲的女性，在參加馬拉松比賽途中昏倒被送到急診室，姊姊雖然和她一同參賽，但跑在前面，姊姊表示：「比賽前妹妹的身體狀況良好，我們常一起跑步，但距離都比這次比賽的路程短。」

　　病人在急診室時肛溫爲41.6℃，呈現神智錯亂，血壓爲91/48毫米汞柱，心跳每分鐘120次，身體檢查發現她軀幹及四肢有幾年前二度及三度燒傷後癒合之疤痕，約佔體表面積49％。病人體溫迅速被降至38.4℃後送入加護病房治療，隨後產生肝腎衰竭及橫紋肌溶解症，經3天加護醫療後痊癒出院。事後醫師認爲她過去燒傷後的疤痕組織沒有汗腺，所以排汗、排熱不良，導致中暑。

　　臺灣近年來慢跑風氣鼎盛，每年都有數場政府或企業團體舉辦的路跑或馬拉松比賽，一年全省各地幾乎不分季節的在跑，報名相當踴躍，常吸引兩三萬人參加。雖然馬拉松賽常在春天或秋天的清晨舉行，氣候涼爽，但仍有熱傷害病例發生。跑一場馬拉松下來，有的人體重會降個3％-5％；這是因爲水分經由汗液大量的流失，所以馬拉松賽的終點站都有體重機，要參賽者量體重，跑之前量次體重，跑之後量次體重，讓參賽者知道自己喪失了幾公斤的水，若水分喪失太多，且有熱衰竭症狀時，就要立即以靜脈輸液補充，這時喝水補充的速度太慢，來不及在短時間內補充大量的水分流失。

　　2015年3月8日，高雄國際馬拉松就有一位28歲的

年輕男性，參加 42 公里全程馬拉松，當時氣溫為
26.5℃，相對濕度 64％，跑了 5 個多小時，在中午約 11
點半，快接近終點時昏倒送醫，被診斷為中暑；經數日加
護病房醫療後痊癒出院。這位男士過去常跑步，但沒跑過
這麼長之距離，當天可能跑步超過體能負荷中暑。由以上
兩個病例，可見馬拉松賽雖然在賽前主辦單位特別挑選天
氣較涼爽的清晨起跑，但參賽者可能因個人或當天天氣變
化等因素，造成中暑。

馬拉松賽「主辦單位」應注意事項

● 盡量避免在高濕高溫的月份辦理馬拉松賽跑，安排
比賽日期時，須查閱當地過去幾年之氣溫紀錄。

● 早上盡量早點開跑，以減少接近中午時未至終點的
人數。

● 在臺灣盡量不要在夏天舉辦賽事，雖然在夏天早晨
可能還算涼爽，但某些選手速度較慢，接近中午時
可能尚未到終點，臺灣夏天氣溫 32℃以上，相對
濕度 80％以上之機會極大，屬中暑之高危險環境。

● 必須使用比賽當地的溫濕度測量結果，來計算熱指

數，不能單採用氣象局之資料，因氣象局測量的結果和比賽當地的溫濕度可能有差異。若熱指數超過40或濕黑球溫度指數超過28℃時，應考慮取消比賽改期舉行。

- 在路線起點及沿途，須豎立大型提醒參賽者注意熱傷害的海報看板；主辦單位須全程監控天氣及熱指數的變化。

- 在起點、沿途及終點，須提供足夠之飲水。建議參加跑者，每15-20分鐘喝150-300cc水以補充汗液流失。比賽前後各量一次體重，汗液流失量約等於體重減輕量，若體重減輕1公斤，則需補充1000cc的水分。

- 跑步路線中途及終點，須預備噴水站，可直接在選手身上噴水幫助他們降溫。

- 準備臨時的冷水或冰水池（可使用充氣式的小泳池），若有高體溫的跑者，但他神智清醒、不需急救或做靜脈注射，快做冷水浸泡是相當好的降溫方法。

- 保持大會控制中心、各站工作人員、救護人員的對

講機或手機暢通。

馬拉松賽「醫療團隊」應注意事項

- 須有一位了解運動生理、氣象資料、診斷、預防及
治療熱傷害的專業醫師參與活動，並於事前就參與
活動規劃，給予建議。

- 醫療團隊的負責醫師，在比賽前須通知最近的醫院
做好收治熱傷害病人的準備，並安排比賽現場足夠
數量的救護車，救護車上須配備降溫裝置。救護人
員須賦予權力來檢查、評估跑者的健康狀況，當發
現跑者已明顯不支時，有權制止跑者繼續硬撐；並
在比賽前先告知跑者，讓其知道救護人員的權限。

- 現場須有適當之醫療設備，包括急救設備及降溫設
備，如冷水、冰水、水池、冰包、噴霧器及電扇。

參加跑馬拉松者的衛教

- 跑馬拉松的訓練需循序漸進，逐漸增加時間、距離
及訓練強度，並非所有參賽者都了解並做好準備。
在比賽開始報名前，主辦單位即須透過媒體宣傳教

導這樣的基本知識，甚至舉辦專題演講，請專家講解相關運動訓練及熱傷害預防的常識。

- 參賽者須被告知以下狀況為熱傷害之高危險群，避免參加馬拉松賽跑：肥胖、體力差、熱適應不良、飲水不足、睡眠不足、過去曾有過熱傷害者、心臟血管疾病或其他慢性病、甲狀腺功能亢進症、汗腺功能不良、最近感冒、腹瀉、飲酒、使用抑制排汗藥物如治療鼻塞的抗組織胺或腹痛的解痙攣藥、利尿劑、安非他命、麻黃素、抗精神病藥、最近大面積皮膚炎或曬傷等。

- 兒童汗腺較不發達，排汗功能較差，不宜參加馬拉松賽。

- 參賽者須有適當訓練及體力，若不習慣在熱天跑步的人，須有 1-2 周的「熱適應」訓練。

- 路跑之前、中、後，都要有適量的飲水。不少女生以為跑次馬拉松可以快速減重；但補充回水分後，體重就沒差了。當喪失水分很多時，再怎麼渴，還是要遵守一個小時不能超過 1,500cc 的飲水量；如果喝運動飲料，可以多喝一點，因為運動飲料有

鈉、鉀等電解質；如果沒有鈉的白開水喝太多，小心會水中毒。

- 過量飲用不含任何電解質的水，如 4 小時內飲用 4,000cc，可能造成低血鈉症（俗稱水中毒），症狀包含神智錯亂、定向感喪失、抽搐或昏迷，所以大量飲水時，須飲用含電解質的運動飲料或水中加少許鹽分（每 1,000cc 約加入 1 公克的食鹽）。

- 穿著淡色、質輕、透氣之衣服。

- 參賽者須被事先告知熱傷害的早期症狀，如頭暈、頭痛、噁心、嘔吐、步態不穩或當意識不清時，要有自我的警覺。

- 了解自己的極限，參賽者須被告知以自己感覺最舒適、與平日練習時同樣的速度跑步，不要企圖在此次比賽中跑出個人最好成績，這樣可能超出個人體能負荷，容易導致中暑。

- 新手最好不要獨自參賽，找個同伴一起報名，路跑時可互相照應，彼此注意對方的健康狀況。

冬天也可能中暑

國外文獻曾報導有位 30 歲的男性，常參加長跑，這回他參加 42.1 公里的馬拉松比賽，當時氣溫是 9.5℃，濕度 62%，但他卻在終點線前 10 公尺暈倒。搶救時病人肛溫 40.7℃，昏迷指數 6（正常標準值為 15），被診斷為中暑，因呼吸衰竭而插管，同時還有心臟衰竭及腎衰竭。

事後醫師追問，發現在跑馬拉松前幾天，病人有上呼吸道感染，輕忽了體能狀況，而且還在 16 公里處與新加入的跑者配速。一般跑步的人有個習慣，找一個跑得比自己稍微快一點的一起跑，跟在他後面時速度就不會太慢。但是這選手找錯人了，他在 16 公里的地方，跟一個剛加入、體能很好的新跑者跟跑，結果超過自身體力的負荷。

造成他中暑死亡的第一個原因，是身體生病時，皮膚的血液循環差，跑步會產熱，需要大量的血液循環到皮膚，才會大量的流汗、大量的散熱，而這位病人因為呼吸道感染，身體虛弱的時候排汗功能差。其次是運動超過身體的負荷，這也是危險因素之一。因為每個人的體力不同，對運動的負荷能力不同。

排汗能力也有極限

排汗的能力，也有一定的極限，當超過排汗極限的時候，身體就無法再排熱了，所以運動型中暑不是只有夏天才會發生。

冬天泡熱水澡

一位 68 歲的老先生，昏迷不醒的被送急診。

他被發現昏倒在家中裝滿熱水的浴缸內，在家人回家後被發現，估計他可能已經泡在熱水裡將近 3 小時。病人有糖尿病的病史 9 年，有規則的在服用口服降血糖藥物。被送到急診室時，體溫 41℃，血壓降低到 80/50 毫米汞柱，心跳加快，每分鐘 124 次。檢查後發現有急性腎衰竭、肝衰竭及瀰散性血管內凝血症，雖經加護病房積極治療，仍於 25 天後，因中暑合併多重器官衰竭而往生。

泡熱水澡是很多人在冬天每天都會做、很平常的一件事，在冬天泡熱水可祛寒並可使身心放鬆，這位老先生為

什麼會中暑？因他長時間處在高於核心體溫的環境，請記住：泡熱水澡時，水溫一定比體溫高！本書在前面的章節提過，當環境溫度比體溫高時，散熱主要靠排汗，但是當環境濕度大於75％時，排汗的功能變得無效，加上年紀大有糖尿病，血液循環較正常人差，所以如果泡熱水時間過長，就有可能產生「傳統型中暑」。

泡溫泉

國外文獻曾報導過，因為泡溫泉導致中暑案例：

57 歲的男性，因泡溫泉時昏迷被送至急診室，當他被發現時溫泉水溫約40℃，估計已昏迷20分鐘以上，這位先生過去除了有痛風外無其他慢性病，在急診室時體溫為41℃，神智呈現深度昏迷，皮膚乾且熱，經初步處置及氣管插管後送至加護病房，雖經積極治療，仍於第65天因傳統型中暑合併多重器官衰竭而過世。這位先生雖無慢性病，而他中暑的原因，可能是泡在高於體溫的熱水中時間過長所導致。泡溫泉雖可促進血液循環，有舒緩疼痛、放鬆心情等好處，但不注意時，有時卻可能引起中暑或其他意外。

泡溫泉需注意事項

- 選擇通風良好的環境，泡前先沐浴淨身，從頭到腳徹底洗乾淨。

- 水溫最好在攝氏 38-40℃之間。

- 泡高溫池時，第一次先泡 3-5 分鐘，起來休息 3 分鐘，再入池泡 5-10 分鐘，反覆入池 3-6 次的效果最好。

- 單次泡不要超過 15 分鐘，否則容易使體溫過高導致中暑。

- 入池前，用手試溫；不要貿然跳入溫泉池，要先淋低溫水，讓身體習慣水溫，淋浴時從手、腳、腰等身體末梢開始，漸漸往身體中央，然後再進入池中。

- 泡完後最好休息 30 分鐘，多補充水分。

- 泡溫泉一天不要超過 3 次。

- 飯前 30 分鐘和飯後一小時內，不可泡溫泉。因為溫泉的熱度會使體溫增高，身體為了散熱會使皮膚血管擴張，血液會重新分配往皮膚表面集中，腸胃

道中血流量會減少，影響消化系統的運作及抑制食
慾中樞。

● 酒後或飲酒過量，不可泡溫泉。因為酒精可抑制神
經系統，影響大腦控溫中樞下視丘之調溫功能，使
皮膚血管無法擴張散熱，易導致中暑。同時溫泉的
溫熱作用會使得心跳加速，血壓升高，心臟負荷過
重，站立時大腦的血液較少，飲酒後大腦又受抑
制，易引起頭暈摔倒意外。

● 不要單獨泡，最好找人陪伴，免得發生意外時無人
在場。

● 泡浴時如果有任何不舒服，譬如頭暈、心跳過快、
胸悶、胸痛、呼吸困難或反胃現象，要立刻離開溫
泉池。

不能泡溫泉的人

患有以下症狀的人，不能泡溫泉：有傳染性疾病、高
血壓、糖尿病神經病變、心臟病、耳膜破洞者、大小便失
禁、懷孕、癲癇患者、皮膚敏感變差、感覺障礙患者。

三溫暖

　　三溫暖若正確使用，有許多優點，如促進血液循環、紓解壓力、緩解肌肉痠痛、緩解關節痛、消耗熱量、使身心舒暢等等。但因使用三溫暖不當而發生意外死亡的案例還是時有所聞。

　　有些人是肇因於心臟血管疾病或中風，有少數人是因中暑合併多重器官衰竭。芬蘭自 1999 年起，每年都會舉辦世界三溫暖錦標賽，選出全世界最耐熱的參賽者，不過在 2010 年卻發生了熱死人的意外。因為參賽者必須在 110℃的三溫暖烤箱裡蒸烤，誰能堅持到最後，誰就能獲得勝利。當年男子組比賽進入決賽時，5 次獲得冠軍的芬蘭選手考科寧，和年過 60 的俄羅斯選手拉迪任斯基，這兩位硬撐到最後，不過兩個人都太逞強，在比賽開始 6 分鐘後雙雙休克送醫，其中俄羅斯選手搶救無效死亡，死因可能為燒燙傷及中暑，之後芬蘭不再舉辦此類比賽。

　　醫學文獻《Ann Hepatol》也曾報導洗三溫暖中暑的病例：一位 63 歲的男性，因洗三溫暖時昏迷被送至急診室，送醫前他在溫度 85-95℃之間的三溫暖烤箱待了一小

時，到急診室時病人核心體溫為 40℃、血壓降低到 76/43
毫米汞柱、心跳加快到每分鐘 124 次、呼吸次數每分鐘
39 次，雖經過加護病房的重症醫療搶救，仍於 6 天後死
於中暑合併多重器官衰竭。

　　在臺灣也曾發生因洗三溫暖中暑的病例，根據媒體報
導，2012 年 8 月，一位 73 歲老先生在台北市文山運動中
心洗三溫暖，希望能藉此促進血液循環。在蒸氣室中停留
約 35 分鐘後，被發現意識昏迷倒在長椅上，由救護人員
送至醫院急診，當時昏迷指數為 3 分、正常為 15 分；病
人呼吸急促、心跳每分鐘 132 下，體溫亦高達 41.7℃；
診斷為暴露於高溫、高濕度環境下所造成之中暑，經急
救，插管、降溫處理後，轉加護病房治療。入院後陸續出
現橫紋肌溶解症、癲癇及多重器官衰竭，所幸經重症加護
病房治療，16 天後出院。

洗三溫暖需注意事項

● 每家三溫暖製造商或營業的三溫暖，都有使用說明
　書及警告事項，在使用前必須詳讀，並檢查溫度。
　有些國家以法規規定烤箱加溫器的最高溫度，如美

國與加拿大，烤箱最高溫設定為 90℃；臺灣為
80℃ - 90℃。這樣的高溫看來很嚇人，不過三溫暖
烤箱溫度為 90℃時，烤箱內空氣的熱度，實際上
約為 40℃ - 50℃。若民眾進入烤箱後，發現溫度
太高身體不適，務必要求服務人員調降溫度或離開
烤箱。

- 有這些疾病者不宜洗三溫暖，如：不穩定型心絞
  痛、高血壓控制不佳者、心律不整、心臟衰竭、最
  近有心肌梗塞或瓣膜性心臟病、糖尿病、甲狀腺亢
  進症、懷孕婦女、孩童或最近大病初癒者。在三溫
  暖室，任何時間只要身體不適就要立即離開。

- 在三溫暖烤箱大量流汗，若身體缺水易導致中暑，
  在進去前或使用中，都要補充水分，白開水或運動
  飲料皆可，結束後也要分次飲水 500-1,000cc。

- 若使用抑制排汗藥物時不宜洗三溫暖。洗三溫暖時
  因環境溫度、濕度都高，幾乎完全靠排汗散熱，若
  使用抑制排汗藥物易導致中暑。

- 酒精會抑制中樞神經系統，影響體溫調節功能，因
  此洗三溫暖前或中，都應避免飲酒，若前一天有飲

酒導致第二天宿醉，也不宜洗三溫暖。

- 有些三溫暖烤箱可以全裸，若對其衛生有疑慮，可穿自備的拖鞋，不要直接坐在三溫暖烤箱的椅子上，下面墊一條浴巾以免皮膚直接接觸到椅子。

- 不要持續待在三溫暖烤箱太久，最好 5-10 分鐘就要出來讓身體冷卻，最多不要超過 15 分鐘。

- 洗完三溫暖後，冷卻要緩緩的來；出三溫暖室後避免用極冷的水沐浴或立即到極冷的戶外，很熱到很冷，可能導致血管急遽收縮，易導致心臟或腦血管之急性病變。通常以 15-20℃的冷水淋浴或浸泡 2-3 分鐘，若要再進入三溫暖室，需休息 10 分鐘以上。

- 劇烈運動後勿立即使用三溫暖，因劇烈運動後可產熱，身體可能正處在高體溫狀態，若立即進入高溫的烤箱易導致中暑。

- 勿獨自一人使用三溫暖，若昏倒將無人發現，身體將持續在高溫下燒烤，相當危險。

- 先天汗腺不發達者，避免洗三溫暖，在高熱、高濕環境中不易排汗散熱，易導致中暑。

使用電毯不慎

　　冬天清晨，一位41歲先生與其40歲妻子，被家人發現意識昏迷躺在床上，兩人同使用一條電毯，當救護人員到達時發現兩人身體相當燙，先生的肛溫為41.2℃且已死亡，其妻子立即被送往急診室，到院時腋溫為40℃，換算為肛溫為41℃，身上有多處二度燙傷，住院治療5天後才出院。

　　這為先生死後遺體解剖發現多處器官充血及水腫，符合中暑患者的病理變化。檢查電毯發現已使用一年，沒有定時器，有兩個設定鈕可設定高溫及低溫，被發現時兩設定鈕都設在高溫，測試時發現該電毯最高溫可達65℃。

　　另一類似案例為一對13歲與16歲的表姊妹，平常她們同睡一張床，冬天早上家人叫起床時，妹妹已神智昏迷身體滾燙，當救護人員到達時妹妹已死亡，當時肛溫為41℃，死後解剖發現多處器官充血及水腫，診斷為中暑。而姊姊被發現時，神智錯亂胡言亂語，身上有多處一度及二度燙傷，到醫院時肛溫為39℃，住院數日後才痊癒。事後檢查電毯發現已使用2年，沒有定時器，一樣有

高溫及低溫設定鈕，但被設定在高溫，沒有過熱保護裝置，測試時電毯內部最高溫可達70℃。

使用電毯需注意事項

冬天寒流來襲時使用各種保暖裝置頻率也增高，因電毯保暖度高，很多民眾、尤其是老人家都會用它來作保暖。但使用電毯時要小心注意，以免引起燒燙傷、中暑或其他不幸事件：

- 選購時先確認標籤上有無「經濟部標準檢驗局檢測通過的認證編號與標章」，確保產品合法又安全。
- 使用前認眞閱讀使用說明書，要按照使用說明書進行操作；仔細檢查電源插頭、電源線、溫度控制器等是否完好正常。
- 使用電毯前要先檢查電線線路有否破損。
- 電毯第一次使用，或長期擱置後再使用，通電時間不宜過長。通電後，若發現電毯不熱或只是部分發熱，表示電毯可能有故障，應立即拔下電源插頭，待維修好以後方可使用。
- 一般電毯的控制開關具有關閉、預熱、保溫三檔。

在睡前的一小時，先通電達到預熱的效果，建議在臨睡前把電源關掉，不要整晚插著電源避免引起漏電或令身體不適。

- 電毯通電後，對不能自動控溫的電毯，達到適當溫度時應立即切斷電源，如遇臨時停電，應關閉電源，以防突然來電時無人知道而發生事故。

- 電毯不宜與人體直接接觸，否則易造成燙傷或使體溫極度升高引發中暑，最好在上面鋪一層被單或薄毯，不要放在棉褥下使用，以防熱量傳遞緩慢，使局部溫度過高而燒毀元件，更嚴重的會引發火災。

- 禁止折疊使用電毯，以免熱量集中，升溫過高，造成局部過熱，也很容易燒壞電熱線的絕緣面產生漏電危險。

- 根據文獻報導，孕婦在懷孕初期三個月，如使用電毯的話，流產的機會比不用它的孕婦高出 10 倍！因為電毯蓋在孕婦身上時，高溫的熱度會使胚胎中蛋白質變性影響胎兒成長，可能導致流產、畸胎，或嬰兒出生後智力低下。兒童也最好不要使用電毯，因為電毯釋放出的電磁波，會使兒童罹患白血

病的機率增高。

- 患有氣管炎、支氣管炎、肺氣腫和哮喘病者，若經常使用電毯，易引起咽乾喉痛、聲音嘶啞、咳嗽，甚至會加重病情。

- 患有高血壓、動脈硬化、糖尿病、冠心病和腦血栓等患者，須謹慎使用，因為電毯是機械性升溫，會破壞人體自體平衡，促使血壓升高、令心肌缺血和中風發作。

- 出血性疾病患者，使用電毯可使血液循環加快，血管擴張，增加出血之機會，所以出血性疾病患者須謹慎使用。

- 患有口腔炎、慢性咽炎、喉炎、口腔潰瘍以及皮膚瘙癢、皮疹等疾病者，不宜使用電毯，可能使病情加重。

- 新生兒、嬰幼兒體溫調節能力差，電毯容易產生較高溫度，使用後因失水而引發脫水體溫增高，嚴重時導致中暑危及生命。

- 電毯產生的高溫，會影響男性睪丸產生精子的能力，降低精子活動力，新婚夫婦不宜使用。

- 電毯不要與熱水袋、熱水玻璃瓶等器具一起使用，也不要在火坑上使用，以免其他取暖器具的熱量加速絕緣層老化，縮短電毯的使用壽命。

- 給小孩、老人、病人使用電毯時要防止小孩尿床、病人小便失禁，或汗水弄濕電毯，引起電熱線短路，若沾水或尿濕電毯，應及時晾乾，或通電烘乾後再使用。

- 電毯髒了千萬不要直接清洗，應將外套拆下清洗，勿將電熱線一同放入水中洗滌。

你是高危險群之一嗎

　　中暑的危險因子，讀者朋友是否已有清楚概念了呢？包括了熱指數過高、劇烈運動超過體能負荷、水分缺乏沒及時補充、BMI>28、體重超過85公斤；倘若又有睡眠不足、體質耗弱，或感冒、發燒、腹瀉、肺炎、其他感染；加上本身有甲狀腺亢進症、慢性疾病導致心肺功能不良、服用藥物導致排汗不良，有這類情形的人，都要自己提高警覺防範。

　　在臺灣，除了冬天比較少看到熱衰竭、熱痙攣或中暑這些熱傷害病例外，每年到初春約三、四月間，儘管天氣是乍暖還寒，門急診就開始會有熱傷害的病人出現。大多數是因為不當的運動方式，造成體溫升高，諸如此類的情形，並不會因為天氣尚未入夏就減少，尤其是這些熱傷害的高危險群。

戶外工作者

　　常見的戶外作業，包括營造業鋼筋及模板工、廣告招牌吊掛或舉牌、洗窗、道路、割草園藝、室外電線桿維修等等及辛勤的農民朋友。

　　這些勞工朋友大多直接曝曬在烈日下，很容易因高溫引發抽筋、脫水、熱衰竭、熱痙攣，連嚴重的中暑機率也相對增加，甚至可能因為暈眩、精神不濟，加上不完備的公安設施，導致觸電、墜落等等其他嚴重意外災害的發生。以台北市的勞動局為例，在夏天會要求工地現場主管應準備溫度計、提供有遮陽的休息區，可機動視溫度高低調配工作與休息時間，比方提早上工或避免在中午時段上工等相關權宜措施要求。

　　當白天高溫飆到34℃以上，午間的溫度，加上田中水分蒸發上來的濕度，常導致忙於耕作的農民朋友受到不自覺的熱傷害，甚至要命的中暑。農業處建議農友，最好避開上午10點到午後2點陽光最強烈的時間下田耕作，而且一定要戴斗笠或帽子做好防曬、穿輕便、寬鬆、透氣的淺色系衣服，記得要多補充水分。當覺得自己汗如雨

下、頭很暈、身體越來越熱時，趕快放下手上的農活，到
陰涼的地方，脫掉上衣與斗笠，用水擦拭身體散熱，並在
飲水中加入少許的鹽巴，如果還是一樣很不舒服，不要強
忍，趕快回去就醫。

　　同樣的，新兵或培訓中的運動員，在烈日下操練的時
間若是過長，高溫加上劇烈運動，都可能導致超過身體的
負荷，因脫水而造成不同程度的熱傷害甚至中暑。

　　美國疾病管制中心（CDC），曾統計自 1992-2006 年
這之間 15 年的戶外工作者，因熱傷害死亡的案例。結果
發現，每年平均每十萬個農夫中，有三萬九千人死於中
暑；而一般工人，則為每十萬人中有兩千人死於中暑，顯
示農夫之中暑死亡率高於一般戶外工作者。臺灣雖然沒有
此類統計資料，但每年夏天亦有零星報導「農夫因工作造
成熱傷害」的案例。因此如何教育農夫及其雇主，認知熱
傷害的危險因子、症狀、預防及治療之道，是減低此類傷
害之不二法門。

肥胖體格

　　在 103 年 7 月，那天的氣溫大概是 36℃，有一位路

邊停車格的收費員，很年輕，才 28 歲。因為中暑被 119
送來急診；收費員的體重是 103 公斤，167 公分，所以
BMI 值高達 36。

　那天上午天氣很熱，路邊停車費都要收費員在路邊來
回走動記錄，早上 9 點多收費員就發現頭昏不舒服，10
點左右覺得受不了、頭很暈，雖然這段時間也喝過幾次
水，但他暈得快受不了，就打電話給附近同事。結果同事
在電話另外一頭喂了很久都沒聽到聲音，等同事趕過來，
赫然發現打電話那位收費員話還來不及回答就昏倒了，幸
好善心的路人趕忙叫了 119 送來三總。

　在送醫的過程，收費員仍是昏迷的，到了醫院急救後
才醒來，送醫路程差不多十分鐘，病人昏迷的時間約十幾
分鐘，到急診室測量肛溫為 41℃。醫療人員立即幫他降
溫，但收費員體溫下降的速度比一般人慢，因為他很胖、
皮下組織較厚，由皮膚散熱較慢。

　一般比較瘦的中暑病人，到院接受降溫處理大約只要
30-40 分鐘左右就可降至 38.5℃，但這位收費員大約花了
兩個小時，才降至 38.5℃，好在因為他年輕，健康狀況
還好，一昏倒馬上就被送醫急救，所以沒留下任何的中暑

後遺症。

　　肥胖的人，尤其是體重超過85公斤，基礎代謝較快，當然就會產生較大的熱量，而皮下脂肪會阻隔熱量散熱，造成散熱面積下降。且在大太陽下活動不斷流汗，導致了水分和鹽分的流失，當體溫一再升高破壞細胞，導致血管內皮細胞受損，若不趕緊就醫，等耗掉所有凝血因子及血小板後，器官、內臟便因大量出血導致死亡。人瘦的話，表皮的脂肪少，皮下組織少，血液循環空間好，請看下面這張圖就很容易理解：

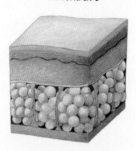

正常肌膚

皮下組織內脂肪體積正常，血液循環正常，皮膚表面維持光華。

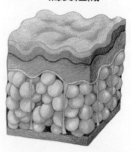

橘皮組織

皮下組織內脂肪體積過大凸起，脂肪細胞數量沒有增加但體積變大，造成體表凹凸不平，影響血液循環。

　　國外文獻《Am J Med Sci 2004》曾提到有位步兵，在參加 5 公里夜行軍結束後昏倒，當時之氣溫為 33℃，相對濕度 40%，濕黑球溫度 28.9℃。這位士兵兩週前剛入伍，身材肥胖（BMI＝30），體能較差，行軍前一晚上只睡了 4 小時。昏倒後立即插上氣管內管幫助呼吸，但並未降溫及測量肛溫，不幸於 20 分鐘後死亡，死後解剖診斷為中暑。這案例的中暑危險因子包括了肥胖、睡眠不足、體能差、新兵未先實施熱適應訓練，及輕忽了環境因素中，濕黑球溫度顯示為極高度的熱傷害危險。

心血管與慢性病患者

　　天氣一飆高溫，人體水分流失會更快，如果水分補充不足，會造成血液黏稠度增大，血液循環受阻，很容易便誘發心肌梗塞、中風等心腦血管疾病導致猝死。

 心血管疾病的患者請注意

　　應自知避免在高溫下運動，特別是在戶外運動或走路

時，出現胸悶、胸痛、乏力等症狀時，更須提高警覺，盡快就醫診療，以降低猝死意外的風險。

　　慢性病大家耳熟能詳就有高血壓、高血脂、痛風、肝臟疾病、內分泌及代謝疾病、甲狀腺機能障礙等等。以糖尿病患來說，對溫度的感知比較遲鈍；正常人環境高溫時會用排汗等方式散熱，但是有慢性病的人，心肺血液循環變差，排汗不好當然會影響散熱。而甲狀腺亢進的病人，則因代謝率比一般人要高，身體更容易產熱。

　　此外，有這些疾病期間，例如感冒、生病發燒、腹瀉、感染、呼吸道疾病、睡眠不足、體質耗弱、情緒緊張、不喜歡喝水的人，都要特別小心中暑的發生。

老人家

　　家中如果有長者年紀較大，心肺功能不好，或者是有慢性病時，要非常小心。

　　夏天不要省錢，天氣熱的時候要開冷氣，沒冷氣也要開風扇讓室內多通風。冷氣的室溫調控在 26℃ -28℃ 之間。時下獨居老人有越來越多的趨勢，即使是只有自己一

個人在家，該開冷氣空調的時候還是要開，室溫 27℃上下對老人家是舒適安全的。

不方便自己行動的老人家

家人需幫忙注意房間的溫度外，有些老人家不方便自己行動，不會自己去拿水喝，家人要注意他的飲水量，有沒有在喝水？喝得夠不夠？要注意他有沒有中暑的症狀？

譬如說，老人家的體溫摸起來熱熱的、皮膚變乾、沒有流汗；明明天氣很熱，但是他卻不流汗，而且精神變差、胃口變差、心跳變快、呼吸變快，就要注意了。

室內的高溫，一樣會讓老人家中暑。因為老年人的體溫調節功能與年紀成反比，皮膚的排汗力差，造成他們體內的熱量不能及時轉移到皮膚散熱，因而積蓄在體內更容易發生中暑。

我建議家有老人的朋友們，多注意氣象預報，遇高溫天氣盡量避免或減少讓老人家外出，若要外出時一定要他

帶把傘遮陽或戴頂帽子，記得適時補充水分，不要長時間在太陽下行動，外出最好要有人陪同。

家有失智症長者

家中如果有失智症的長者也要特別注意，萬一天氣很熱，他出了門找不到回家的路，可能就在外面大太陽下一直走、一直逛，他已經沒有本能知道要找陰涼的地方避一避、要補充水分，這樣很容易中暑。對失智老人來說，在夏天家人盡量小心，不要讓他獨自溜出去，在戶外不要讓他離開我們的視線，以避免不幸中暑。

嬰幼兒

嬰幼兒因發育尚未成熟而影響體溫調節功能，且因身形小、新陳代謝快速、體表水分蒸發速度讓出汗量較大，都是容易中暑的原因。

嬰幼兒對熱的忍受能力極低

　　只要短時間處在高熱環境中，即可能造成中暑及多重器官衰竭，甚至死亡。老一輩的人，習慣把嬰兒包得太厚或太緊，夏天穿衣，還是以寬鬆、吸汗、純棉衣物對小嬰兒好。若是夏天帶小朋友出外活動，回家後用溫水澡浸泡，可以幫忙把身體內的熱度排出。

　　即便是在寒流來襲的冬天，有些父母會擔心小嬰兒怕冷，包裹厚厚的冬衣外，還把小嬰兒放在電熱器旁烤暖，一段時間後，常因父母一疏忽，結果造成小嬰兒發生熱傷害的意外。

使用嬰兒保溫箱不慎也會中暑

　　國外醫學文獻《Int J Leg Med》曾報導過嬰兒在保溫箱內中暑死亡病例。

　　一位躺在醫院保溫箱的 8 天大嬰兒，清晨 6 點被護理師發現沒有呼吸及心跳了，身上多處燒燙傷，皮膚乾且

熱，雖經急救仍回天乏術，死後屍體解剖，發現多處器官有出血點、充血及水腫，這小嬰兒出生後的前幾天進食正常沒有感染，根據臨床及病理檢查資料診斷死因為中暑。事後檢查保溫箱，發現已有三年未保養，濕度控制鈕故障，無法使濕度保持恆定，高溫警示鈕故障，測試時保溫箱的空氣溫度為46℃，嬰兒躺臥處的金屬部分溫度高達55.6℃。

　　國內也曾發生保溫箱疑烤死小嬰兒的病例，2011年1月，苗栗縣一名早產女嬰出生送保溫箱觀察，不料才兩小時，護士發現女嬰臉色發紫，經急救仍不治。女嬰背部、小腿等處，有疑似遭灼傷的紅腫脫皮現象，家屬懷疑是保溫箱太熱，烤死女嬰。檢察官調查後初步認定女嬰遭灼傷致死的可能性較大。要造成灼傷皮膚需到達一定之高溫，新生兒體溫調節功能差，在高溫的保溫箱內水分容易被蒸發導致缺水，更不易排汗散熱，所以有造成中暑的可能。

醫療人員使用嬰兒保溫箱時注意事項

● 使用嬰兒保溫箱時，應先詳閱仿單及操作手冊，了解其操作方式、警告、注意事項、禁忌症等相關資

訊。

- 應在熟知該類儀器利弊的合格醫療人員監視下，由受過操作步驟訓練的人員進行操作。
- 保溫箱使用後應定期進行校正及維護，才能確保產品的安全及有效性。
- 應選擇經衛福部審查通過，並領有醫療器材許可證的產品，勿輕信購買誇大宣稱療效，或來源不明之商品。

小心感冒及腹瀉

感冒時胃口及體能都較差，導致皮膚血液循環不良，會影響排汗及散熱功能。

腹瀉會流失水分，水分流失多了就不能排汗，所以提醒腹瀉的朋友，熱天若還在外奔波，就很容易中暑。舉例來說：曾有大專學生參加校際運動會賽跑，該生一向比賽紀錄都名列前茅，即便賽完，都還能精神抖擻的和同學去續攤慶祝，但這次卻因為賽前腸胃型感冒腹瀉不停，好勝心強、不願未賽先認輸，結果出賽那一天，尚未跑到終點就中暑了。

先天汗腺功能不良

若有先天汗腺不發達，或因疾病導致汗腺功能異常的朋友，就不適合在高溫下運動；本身已經不太會流汗，熱適應自然不良，容易中暑。這也經常發生在新兵訓或者是運動員身上，剛參加訓練的新手們，排汗的功能還沒有建立，很容易中暑，他們需要經過如本書第二章中談過的「改善對熱忍受力的熱適應」期間。

文獻《Postgrad Med J》曾報導汗腺功能不良導致中暑案例：一位 27 歲白人男性因昏迷被送往醫院，他過去相當健康，當天他駕車 3 小時之後，在戶外待了兩小時，當時之氣溫為 38.6℃，濕度 90%，兩小時後他感覺虛弱，逐漸神智不清、合併全身抽搐，被送至醫院時肛溫為 40.8℃，心跳每分鐘 140 次，血壓收縮壓 75 毫米汞柱，診斷為「中暑合併橫紋肌溶解症」及「瀰散性血管內凝血症」。

住院後病人被迅速降溫至 37℃，神智於 12 小時後恢復正常，住院後兩周接受汗腺刺激試驗，經過 30 分鐘的藥物刺激後，病人雙臂之排汗量只有 15 毫克，但正常人

為 120 毫克。病人隨後並接受熱忍受試驗，在環境溫度 40℃，相對濕度 40%狀況下運動 30 分鐘後，縱使肛溫上升至 38.9℃，病人仍然未流汗；符合了汗腺功能不良導致之不排汗和熱適應不良。因此醫師還特別交代病人：「出院後避免暴露在熱環境下，否則極易產生熱傷害。」

甲狀腺功能亢進症

甲狀腺功能亢進症是一種代謝性疾病，特點為新陳代謝率快，典型症狀為心跳快、心悸、手抖、胃口大增、體重下降、失眠、煩躁及怕熱，因病人的新陳代謝率快，單位時間產熱量高，因此當做劇烈運動時，會比一般人更易造成熱傷害。

有強迫性格的人

好勝心強，有強迫性格的人，尤其在參加運動競賽或軍中的競技時要小心了。

天氣熱，參加競賽時

　　如果為了要一心求勝，結果超出體能負荷的運動量去拚，這樣會超出身體排熱之極限，當然容易中暑。例如在部隊中逢對抗賽時，這種好勝心強的人，要特別小心，如果覺得體能不足了，千萬不要勉強自己硬撐，盡力就好。

　　在《Am J Med Sci 2004》文獻中，有一位特種部隊士兵接受負重行軍訓練，48 小時內負重 35 公斤行軍 40 公里，在這 48 小時內只睡 4 小時，喝少量的水，幾乎未進食，當到達目的地時正值中午時分，當時氣溫為 32℃，相對濕度 20％（濕黑球溫度 24.5℃）；而這位特種部隊士兵被賦予一項未預期的任務，去攀爬一面陡峭山峰，在途中，無線電呼叫該士兵時，已失去聯絡，兩小時後他被發現已倒地死亡，送到醫院後，遺體解剖診斷為中暑。

　　以這個案例的中暑危險因子來看，包括了睡眠不足、飲水不足、環境因素中的濕黑球溫度，顯示具有高度熱傷害危險，及運動超過了那位特種部隊士的體能負荷。

高溫環境下工作的自我管理

　　如果工作的環境溫度中，輻射熱溫度超過 50℃時，應穿著熱防護衣或使用熱防護用具。

　　不只是在夏季，甚至秋老虎天，外在環境的燠熱，讓我們體內產熱增加，散熱能力降低，這是造成熱傷害的主要原因。以臺北市為例，歷年的職災統計數據，顯示夏季為職災發生的高峰期，特別是各種的熱病、中暑事件。

　　在高氣溫環境下工作時，個人如有高血壓、心臟病、糖尿病、精神病、肝臟疾病、內分泌失調、無汗症、腎臟疾病等症狀，或服用影響體溫調節、會抑制出汗或造成脫水的藥物如抗癲癇、抗憂鬱、感冒藥、利尿劑等藥，或肥胖、高齡、曾經發生過熱衰竭、熱痙攣，甚至中暑病例，都要自我警覺、特別小心。

早上不空腹上工

保持充足睡眠、養成早上不空腹上工習慣。因為從前一天晚餐到早晨起床已隔約 12 小時，此時身體處在能量不足之狀況，血液循環比平常差，若做劇烈運動產熱時，皮膚血液循環較差，不易排汗散熱。工作前及工作時避免喝酒，以防水分流失更快，增加熱傷害的發生。

穿著透氣、易排汗的工作服

穿著淺色、透氣、易排汗的工作服，可減少輻射熱量吸收，在紫外線指數很高時，請穿長袖衣服，減少紫外線直接照射在皮膚上；並戴工作帽，以白色、通風良好的安全帽為首選。

補充水分要有方法

酷暑天，若又身處高氣溫環境中工作，很容易造成大量流失水分與電解質，因此應每 20 分鐘補充水分，尤其是勞工自己發現有抽筋感覺時，應該飲用運動飲料、加了點鹽的冷開水，或含有膠質的冷飲如愛玉、仙草等，因為

膠質可以維持水分，可減緩人體水分流失的速度。

 飲料的溫度

飲料的溫度過高會增加體熱，過低會阻礙體熱的發散，一般建議冷飲溫度約在 10℃ -15℃較為適宜。要養成正確的喝水習慣，不可牛飲，少量、多次的慢慢喝，才能讓身體吸收。

虛心接受在職教育訓練

由於高溫高熱的工廠大多屬於傳統的產業，為保護勞工免於熱危害之威脅，除了可採用輪班制、改善製程、提供工作防護設備或飲水補充外，勞工朋友也應虛心接受在職的教育訓練，配合佩戴防護器具、按時休息來保護自己，才能將發生災害的機率降至最低。

熱傷害發生時處理流程

有些勞工朋友礙於經濟因素，即便自覺身體很不舒服

了，也請不要勉強繼續工作，找陰涼處稍做休息，萬一持續不舒服，請務必通知同事請求協助，熱傷害或中暑，是由不得人硬撐的。

發現同伴有熱傷害現象時

- 盡速將病人移往陰涼處。
- 臉色蒼白的病人，先將他的腳墊高 15-30 公分；如發生嘔吐或反胃，幫病人採側躺姿勢，以防被嘔吐物噎到。
- 病人如為男性，先脫掉其身上衣物，僅留內褲；用水霧噴灑或先用濕毛巾擦拭身體，並同時用電風扇強力散熱，並將冰袋置放於頸部、腋下和鼠蹊部。
- 熱痙攣病人發生抽筋時，不可強行拉扯他痙攣部位的肌肉，以免反而造成傷害。
- 讓病人喝稀釋的運動飲料，或加少許鹽的冷開水，並盡快送醫處理。

當生活在大半年時間，都屬於高溫高濕的環境中，
希望這本書，能幫助大家遠離各種熱傷害的發生！

朱柏齡

國家圖書館出版品預行編目(CIP)資料

32℃警戒，小心熱傷害、中暑 / 朱柏齡作.
-- 初版. --臺北市：大塊文化，2015.05
　　面；　公分.-- (care；37)
　　ISBN 978-986-213-601-0 (平裝)

　1.中暑 2.保健常識

415.13252　　　　　　　　　　104005078

CARE
Good Care ,
Good Living

CARE
Good Care,
Good Living

CARE

Good Care ,
Good Living

CARE

Good Care,
Good Living